QUELQUES RECHERCHES

SUR LES CAUSES

DU CARACTÈRE DE PÉRIODICITÉ

DE LA

FIÈVRE

INTERMITTENTE;

PAR C.-A.-T. CHARPENTIER, DE JOIGNY,

MÉDECIN ENTRETENU DE LA MARINE ROYALE, CHARGÉ DU SERVICE DE SANTÉ DES FORGES ROYALES A GUÉRIGNY, MEMBRE ASSOCIÉ CORRESPONDANT DE LA SOCIÉTÉ ROYALE DE MÉDECINE DE MARSEILLE, &c., &c.

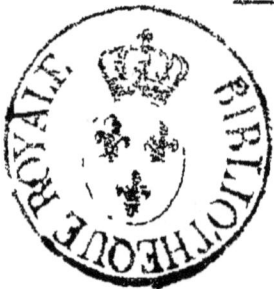

MARSEILLE.

IMPRIMERIE D'ACHARD, RUE St-FERRÉOL, N° 64.

1828.

QUELQUES RECHERCHES

PROPRES A DÉTERMINER LES VÉRITABLES CAUSES DU
CARACTÈRE DE PÉRIODICITÉ QUI DISTINGUE ÉMINEM-
MENT LA FIÈVRE INTERMITTENTE.

LA saine philosophie nous prescrit de ne
chercher à expliquer les phénomènes soumis
à l'observation actuelle, que par leurs rapports
bien déterminés de succession ou de ressemblance
avec d'autres phénomènes connus. Telle est la
règle que je vais suivre pour démontrer que
ce caractère de *périodicité*, qui distingue spécialement la maladie qui nous occupe, n'a rien de
merveilleux, ne s'éloigne en aucun point de la
marche ordinaire de la nature, et ne doit pas
nous étonner plus qu'aucun des autres faits qui
dérivent de l'essence des êtres organisés.

Pour trouver la véritable source d'où émane
ce type caractéristique, il est nécessaire de re-
monter aux éternelles bases de l'organisation de
la nature entière, aux lois immuables qui régissent l'univers. C'est dans les liaisons de la
nature individuelle avec la nature universelle,
ou, pour me servir d'une expression d'HIPPO-
CRATE, dans les rapports du *petit monde* avec le
grand monde, que nous devons trouver les
causes premières de la régularité qui règne dans
la succession des actes les plus importans de

l'économie vivante. Toujours le résultat de nos contemplations nous amène à reconnaître l'ordre admirable que conservent entr'elles ces influences réciproques. Nous nous exposerions moins souvent à errer, si dans nos recherches nous commencions toujours par rappeler à notre attention cette sagesse infinie de l'auteur de toutes choses; si au lieu de laisser divaguer notre imagination dans les régions les plus éloignées de la vérité, nous nous tenions à observer, sous tous les points de vue, les faits qui se passent autour de nous, et dans lesquels éclate, à chaque instant, cette sagesse ineffable. En effet, reportons-nous au mode périodique que suivent sans interruption les mouvemens qui se passent hors de nous (dans le grand monde), mode auquel tient essentiellement l'existence de l'univers : comparons cet ordre admirable avec celui que suivent en nous (dans le petit monde) les mouvemens qui assurent la conservation de notre individu ; et, de cette comparaison, nous ne pouvons nous empêcher de conclure que l'un de ces modes dépend absolument de l'autre, que le périodisme vital est essentiellement lié avec le périodisme physique, et que, par conséquent, ils découlent l'un et l'autre de la même source.

La loi générale de l'attraction règle les mouvemens de chacun des grands corps qui roulent dans l'espace : c'est la gravitation qu'ils exercent mutuellement les uns sur les autres qui fixe leurs rapports réciproques. La marche de notre globe est ainsi invariablement déterminée par les relations constantes qui le font correspondre avec les autres sphères organisées ; et tous les mouvemens, quels qu'ils soient, qui se passent sur la terre, sont soumis à cette cause toute puissante des attractions sydérales. Le soleil et la lune sont ceux des corps célestes dont les influences sur la planète que nous habitons sont les plus marquées, le premier, probablement en raison composée de sa masse immense et de sa nature particulière, le second, en vertu surtout de sa proximité. De l'action combinée de ces deux astres résultent évidemment les phénomènes que nous voyons se répéter si régulièrement aux mêmes époques, tels que 1º les flux et reflux quotidiens qu'on observe dans l'Océan, et même le retour constant des variations qu'éprouve ce mouvement de la mer, en raison des déclinaisons du soleil et de la lune, et selon les distances à la terre déterminées, pour chacun de ces deux astres, par le cours de leur orbite elliptique ; 2º l'élévation plus grande à laquelle ne manquent jamais, chaque mois, de monter, les eaux de l'Océan, aux époques de la conjonction et de l'opposition de la lune et du soleil, parce qu'alors, agissant dans une même direction, ils attirent les fluides avec plus de force ; 3º les deux périodes annuelles des hautes marées qui ont lieu aux équinoxes, parce qu'alors le soleil et la lune, entrant l'un et l'autre dans l'équateur, ils se trouvent le plus favorablement disposés pour réunir leurs efforts, et dévelop- per simultanément toute leur puissance attrac- tive : joignons à cela les influences secondaires que reçoit notre atmosphère de cette attraction soli-lunaire, et d'après lesquelles l'air, indépen- damment des météores, des températures, des saisons, éprouve, dans ses qualités électriques et magnétiques, et surtout dans ses degrés de pesanteur et de raréfaction ; éprouve, dis-je, des variations dont le retour offre les plus grandes analogies avec celles de la hauteur de la mer, et qu'on a appelées, à cause de cela, *ma- rées barométriques* (1). Voilà des exemples sublimes d'un périodisme constant, déterminé par la simultanéité d'action du soleil et de la lune; exemples qui démontrent déjà que le périodisme, quel qu'il soit, est le résultat de l'exécution des lois de la gravitation universelle.

L'empire que le soleil seul exerce sur la terre est immense. C'est au moyen de cet astre tout puissant que Dieu donne et conserve l'existence à tous les êtres. De ce foyer vivifiant partent, en divergeant dans tous les sens, les rayons fécon- dans de la chaleur et de la lumière. Toutefois, le feu solaire dévorerait lui-même tous les corps terrestres qu'il est chargé d'alimenter, de con- server, s'il n'y avait dans son action, aucune gradation, aucune interruption; mais l'ordre admirable qui ne cesse et ne cessera de régner dans tous ces grands phénomènes, nous met à l'abri de toute crainte à cet égard; les mouvemens perpétuels auxquels toutes les sphères célestes sont soumises par la force de gravitation universelle obvient merveilleusement à un tel inconvénient; l'extrême régularité avec laquelle a lieu la répétition des mêmes mouvemens, assure pour toujours la conservation des mondes. Ainsi la distribution de lumière et de chaleur se fait inégalement aux diverses contrées de la terre, suivant les révolutions que l'attraction lui fait exécuter; ainsi le retour des mêmes distributions de chaleur et de lumière est fixé, pour chaque point de la terre, à des époques invariables. Pendant l'intervalle de vingt-quatre heures, la terre tourne sur son axe, et présente successivement tous ses points à l'astre vivifiant : c'est ce qui produit la vicissitude du jour et de la nuit. Dans l'espace de $365 \frac{24}{100}$ jours, la terre décrit une ellipse au tour du soleil; et l'inclinaison qu'elle subit sur le plan de l'écliptique, pendant cette révolution annuelle, fait que le jour et la nuit sont inégaux, excepté aux deux moitiés de cette révolution et lorsque la terre est à une distance moyenne du soleil; et, par la même raison, la terre présentant, dans l'une des moitiés de son cours annuel son pôle sud au soleil, et dans l'autre son pôle nord, il en résulte ce que nous appelons *saisons,* c'est-à-dire que, chaque année, dans chaque lieu de la terre, nous voyons recommencer les mêmes différences de température, et que ces différences, ainsi que les inégalités de longueur du jour et de la nuit, sont d'autant plus marquées que le lieu est plus près du pôle, de manière à former une série progressive ascendante en allant de l'équateur aux pôles. Cette augmentation ou diminution graduée de chaleur et de lumière, qui revient tous les ans aux mêmes époques, est de la plus haute importance pour la vie de tous les êtres ; car, malgré que l'organisation de l'homme lui confère la faculté de vivre dans tous les climats, il n'éprouve pas moins les secousses les plus violentes et les plus funestes, si, en se portant d'un lieu dans un autre d'une température opposée, il ne cherche nullement à imiter la nature qui a pris tant de soins pour graduer les impressions et éviter les transitions brusques.

§. II. Les rapports que, d'après une loi immuable, le soleil entretient constamment avec la terre pendant les révolutions diurne et annuelle, fixe donc, d'une manière invariable, le retour des phénomènes absolument nécessaires au maintien de l'équilibre de l'univers, comme à la conservation particulière de tous les êtres. On ne peut donc révoquer en doute l'influence que l'astre solaire exerce sur une immense quantité d'événemens qui se passent sur la terre, probablement même sur tous. En ne nous oc-

cupant ici que de ceux qui se rapportent à notre sujet, nous trouvons, à chaque pas, l'occasion de nous assurer que le *mode périodique*
est le principe de l'action constante des forces
générales de la vie, et la base sur laquelle sont
fondées les lois établies par la Providence divine
pour veiller à la conservation des êtres : et quand
nous observons, avec toute l'attention nécessaire,
non-seulement les divers mouvemens organiques qui s'exécutent à tous les instans de la vie,
mais encore les révolutions qui arrivent à certaines époques fixes de cette même vie, c'est
pour nous un sujet continuel d'admirer la pré-
voyance et l'intelligence du Créateur, que de
suivre la régularité parfaite qui dirige toutes
les opérations vitales, et de voir surtout que
la marche, à laquelle elles sont assujetties, a été
calculée, avec une exactitude merveilleuse, sur
les influences diversifiées à l'infini que les êtres
vivans reçoivent de leurs rapports réciproques
avec tous les corps qui les entourent. Si nous
portons en particulier nos méditations sur la
période quotidienne suivant laquelle a lieu la
succession constante du sommeil et de la veille,
nous nous apercevons bientôt combien cette
étude peut nous donner de lumières pour décou-
vrir la source du génie périodique des fièvres
intermittentes, combien il existe de connexions
entre cette circonstance vitale et la périodicité
des fièvres intermittentes.

Les relations du soleil avec la terre, avons-nous dit, établissent la vicissitude quotidienne du jour et de la nuit; en amenant pas à pas le retour des saisons, elles produisent tous les jours un changement dans la durée du jour et de la nuit, ainsi que dans la température : elles règlent ainsi, suivant une période quotidienne, l'exercice des fonctions les plus importantes de l'économie animale. Remarquons, en passant, que ce mot *saison* n'est qu'une expression abstraite qui n'a point de valeur absolue; les impressions quotidiennes que nos corps reçoivent de l'astre solaire forment une série non-interrompue; ce n'est que pour déterminer le caractère dominant du genre d'influences que ces impressions exercent sur tous les êtres pendant un certain espace de tems, qu'on divise artificiellement la série annuelle de ces impressions sous autant de titres qu'on veut admettre de saisons. Le mouvement de rotation sur son axe, que le globe terrestre recommence chaque jour pour porter successivement tous les points de sa circonférence aux rayons du soleil, est la cause des variations successives que la constitution de l'atmosphère terrestre subit aux diverses époques de la journée; il est, par conséquent, la cause des modifications qu'en reçoit l'économie soit dans l'état de santé, soit dans celui de maladie. Rien n'est donc si digne de notre étude que l'examen des phénomènes météorologiques du jour et de la nuit, puisque c'est leur différence qui, pendant la période de vingt-quatre heures, occasione les événemens les plus notables de l'économie des êtres vivans. Ces circonstances de la révolution diurne forment ainsi deux classes qui se distinguent d'une manière tranchée. Nos corps sont par conséquent soumis à des alternatives d'influence tout-à-fait opposée, lesquelles déterminent une succession d'actions vitales qui correspondent à chacune d'elles, et dont les plus remarquables, au premier coup-d'œil, constituent d'une part la veille, et de l'autre le sommeil.

§. III. C'est en vertu de l'ordre général qui régit l'univers, que le principe qui veille constamment à notre conservation, qui règle les fonctions générales de l'organisme, suspend, tous les jours, pendant un tems fixe, l'exercice de la vie extérieure ou de relation, dispense à chaque partie du corps une quantité de vie proportionnée à son importance, ou plutôt à ses rapports avec les choses environnantes, et coordonne toutes les fonctions de manière qu'elles conspirent au même but. Ainsi la période quotidienne, marquée par la succession constante du sommeil et de la veille, du repos et de l'action, chez le plus petit animal, comme chez le plus grand, est liée à l'harmonie universelle.

La présence de la lumière caractérise le jour, tems de la veille et du mouvement extérieur; son absence ramène les ténèbres, tems du som-

meil et du repos. Mais la lumière est l'excitant
par excellence ; elle favorise, chez tous les êtres
organisés (2), le mouvement général d'expansion, elle attire les forces de la vie à l'extérieur,
elle dirige, par une espèce d'attraction, l'action
organique du centre à la périphérie, elle fait
que l'exercice de la vie extérieure est énergique,
facile et complet ; et conséquemment ou secondairement, tout le reste de l'organisation prend
part à ces avantages.

Des expériences directes prouvent combien la
lumière et la chaleur solaires sont utiles à la
transpiration des animaux : par leur action immédiate sur les organes, elles stimulent la peau ;
par une action intermédiaire physique et chimique sur l'atmosphère qui enveloppe les animaux, elles favorisent le dégagement des substances gazéifiables, la vaporisation de toute
espèce de matières aqueuses, et facilitent ainsi
l'exhalation des humeurs excrémentitielles qui
doivent sortir du corps par la transpiration.
Sanctorius a parfaitement démontré la périodicité de l'inhalation et de l'exhalation tant cutanée
que pulmonaire, en prouvant que le corps reprend la même pesanteur aux mêmes époques,
toutes les fois que l'expérience a lieu chez un
homme sain et d'une vie régulière. Les nouvelles
connaissances acquises sur les propriétés générales
du système absorbant, démontrent que toutes
ses fonctions, qui sont si importantes pour l'en-

tretien de la vie, sont essentiellement périodiques.

Il est encore un rapport important sous lequel on doit considérer l'heureuse influence de l'astre solaire sur nos corps, c'est en ce qu'il offre des alimens continuels à nos sens. Nous savons que l'organe de la vue nous donne des connaissances les plus nombreuses et les plus certaines en variant les impressions à l'infini, en s'exerçant sur les mêmes objets autant de fois qu'il le faut pour que nous puissions les examiner sous toutes les faces, et nous assurer que nous en connaissons parfaitement tous les rapports. C'est ainsi qu'en servant de véhicule à un grand nombre de sensations par lesquelles elle met l'ame en relation avec les objets extérieurs, la lumière solaire oblige tous les organes des sens à être en éveil. Sous son règne, les impressions sont plus fortes, les idées plus distinctes, l'imagination plus éclairée, d'où les opérations plus proches de la vérité, et l'esprit plus apte à mettre en ordre les matériaux qui arrivent sous sa puissance, en quelque nombre qu'ils soient. De ces avantages intellectuels découlent les avantages moraux, tels que la vivacité des affections, l'ardeur des passions, l'inspiration du courage, enfin l'élévation de tous les sentimens (3). Cette conscience générale de bien être que nous devons à l'influence solaire, surtout *quand la chaleur est modérée*, indique que les divers rouages de la machine humaine, si on veut me permettre cette expression, s'engrènent avec précision, que les mouvemens se font librement, que les fonctions enfin reçoivent leur exécution.

§. IV. Mais ce qui nous intéresse particulièrement ici, et sur quoi nous devons appeler l'attention, c'est que c'est le retour périodique de cette influence de la lumière solaire qui régularise le tems d'activité des fonctions essentielles à la conservation de la vie. C'est là ce qui fait que chacun des organes qui en sont chargés répète les mêmes actes aux mêmes époques, comme l'aiguille d'un cadran vient tous les jours marquer les mêmes heures. C'est sous son empire que s'établit la succession éternelle des mouvemens organiques : c'est ainsi que dès que nous voyons le jour, notre économie est soumise à l'*habitude*.

Quand la lumière et la chaleur solaires disparaissent pour faire jouir d'autres régions de leurs bienfaits, le premier effet de leur absence est la retraite des forces vitales vers l'intérieur : le flux vital est suivi du reflux ; la concentration succède à l'expansion. L'activité des organes extérieurs fait place à leur inertie : pendant l'exercice du jour, ils ont usé la proportion de force tonique qui leur avait été départie ; ils ont même perdu une partie de leur matière constituante. Toute leur substance se détériorerait de plus en plus s'ils continuaient d'agir ; ils doivent rester en repos jusqu'à ce qu'ils aient reçu, des sources de la nutrition et des foyers centraux de la vitalité, une nouvelle dose de matière constituante et de force virtuelle capable de retendre les ressorts de leur organisation et de les mettre à même de continuer leur action. Il faut que le repos alterne chaque jour avec l'exercice pour entretenir l'agilité des membres et l'activité des sens, lesquelles, chaque matin, doivent nous redonner ce sentiment intérieur de confiance, de bien être, qui annonce en général le commencement d'une bonne journée.

La nature nous porte donc au repos par la suspension d'activité des émanations solaires ; elle nous y contraint ; car, sans l'avis de notre volonté, nos sens se taisent, nos membres s'engourdissent, nous nous endormons enfin, à moins que de violens stimulus artificiels ne viennent contrarier cet ordre de mouvemens conservateurs établis par la nature.

Ainsi, les puissances qui nous poussent à répéter dès notre naissance l'acte alternatif de la veille et du sommeil, qui font dériver, de cette impulsion primitive et non-interrompue, la nature même de nos mouvemens organiques, dépendent directement des révolutions périodiques du globe auquel nous sommes attachés. L'ordre qui règne dans le *petit monde* vient du même principe que celui qui règle le *grand monde* : l'un est la conséquence de l'autre. C'est donc sur une base immuable que s'établissent les lois d'un périodisme d'où dépend nécessairement l'entre-

3

tien de la vie. Voilà comment se contractent les *habitudes naturelles* qui sont le fondement du mécanisme animal.

§. V. On ne saurait trop remarquer cette combinaison merveilleuse suivant laquelle l'auteur de toutes choses a fait exactement correspondre les divers mouvemens des êtres organisés avec tous ceux des corps inerts avec lesquels ils sont en rapport. C'est évidemment le genre d'impressions étrangères auxquelles l'économie animale est exposée, qui fait succéder constamment et régulièrement la sédation spontanée à l'excitation, et l'excitation spontanée à la sédation ; qui constitue ainsi le périodisme vital, qu'on peut regarder comme la loi la plus importante pour la conservation des êtres.

C'est afin d'obéir à cette loi, afin de contribuer à la part d'exécution qui lui est confiée, que chaque organe se trouve doué de la proportion d'activité vitale qui lui est nécessaire pour remplir ses fonctions particulières, et pendant le tems qui lui est prescrit, et dans les circonstances où il se trouve placé. Voilà pourquoi, à de certaines époques déterminées, la matrice entre dans une activité spéciale ; voilà ce qui fixe le tems de la dentition ; voilà ce qui détermine la prééminence de la tête dans l'enfant, du thorax dans l'adulte, de l'abdomen chez les gens d'un âge plus avancé. Il fallait que toutes les opérations essentielles de l'organisme fussent soumises à une marche certaine.

C'est au moyen de l'énergie vitale sagement répartie à chaque partie du corps à des époques précises, que l'harmonie se conserve dans toutes les fonctions partielles, que l'équilibre continue de régner entre les diverses puissances motrices, que l'organisme résiste aux attaques des ennemis qui l'enveloppent de toutes parts. Le périodisme est donc l'égide sous laquelle la vie lutte constamment contre la mort.

§. VI. Mais, malgré toutes ces précautions si bien calculées, l'être organisé, surtout celui de l'espèce humaine est bien loin d'être invulnérable; et, trop souvent, il est atteint dans ce mode de périodicité même. Toutefois, dans ces cas-là, à moins qu'une attaque très-violente et imprévue n'occasione un état de subversion complète, les mouvemens insolites qui, dans l'état morbide, remplacent les mouvemens naturels, se trouvent encore soumis au principe de périodicité qui est l'essence d'une nature conservatrice. Le plus ordinairement alors, après un premier moment de trouble, et comme pour le faire cesser, un ordre nouveau s'établit, mais calqué pour ainsi dire sur l'ordre primitif: c'est cet ordre nouveau qui régularise les mouvemens critiques au moyen desquels la nature termine victorieusement un grand nombre de maladies. Quel sujet plus digne de l'admiration de l'observateur philosophe que de voir, dans ces circonstances, les organes se remettre en harmonie sui-

*

vant les influences naturelles qu'ils exercent les
uns sur les autres, et toutes les parties de l'é-
conomie reprendre alors l'obéissance aux lois
qui lui ont été primitivement imposées pour sa
conservation, lois qui, je le répète encore, pro-
cèdent suivant des marches régulières et fixes !
De cette disposition, si importante à connaître,
de l'organisation vivante, il résulte que, dans
l'état morbide, il se forme une nouvelle série.
de périodes dont le caractère et la durée sont
subordonnées à la nature des agens morbifiques
et à l'état des lésions que ces agens ont déjà pro-
düites. On peut appeler *fonction temporaire* cette
opération dans laquelle se disposent avec la plus
grande régularité tous les moyens que la nature
peut mettre en action pour chasser ou neutraliser, dans un tems fixe, les causes morbifiques,
et rétablir l'équilibre qu'elles avaient rompu.
L'établissement de cet ordre inaccoutumé est
comme un nouvel étendard auquel viennent se
rallier toutes les forces qui doivent être mises
en mouvement pour anéantir l'ennemi : c'est un
gouvernement extraordinaire qui se constitue
pendant la durée du siége.
Cette tendance à la périodicité qui brille dans
toutes les maladies aiguës, internes comme externes, à moins que l'économie n'ait été foudro-
yée ou mise dans un trouble extrême par la première atteinte, est un indice certain de l'existence
d'un principe conservateur qui ne cesse de veiller sur notre frêle machine.

§. VII. C'est, avons-nous dit, sur les rapports qui nous lient avec les objets environnans, que se règlent, dès notre naissance, les mouvemens organiques. Tant que ces rapports sont dans l'ordre naturel, on peut appeler *habitudes naturelles* cette série d'actes vitaux coordonnés de manière à entretenir l'harmonie dans toutes les fonctions, laquelle constitue la santé. Dans notre malheureuse espèce humaine, cet ordre naturel se trouve trop souvent interverti par les erremens de notre condition sociale. Mais, dès la première, dès la moindre attaque, l'instinct conservateur donne l'éveil : pour que la vie n'éprouve de nos fautes que le moindre dommage, pour qu'elle soit préservée autant que possible du danger qui commence à la menacer, la puissance spéciale qui, dans les corps doués de la vie, organise l'ordre merveilleux de succession par lequel les fonctions se correspondent et s'enchaînent mutuellement, le principe d'action qui répartit à chaque organe un degré de vitalité proportionné au genre de fonctions qu'il a à remplir, cette puissance, ce principe d'action imprime alors, par une influence immédiate, une action soudaine au système nerveux qui, au moyen de ses innombrables irradiations, va modifier, dès cet instant, ses répartitions de manière à préparer les moyens de défense à opposer aux dangers nouveaux que font craindre les circonstances nouvelles où se trouve l'économie.

Mais ici encore, ne cessons de le répéter, le système nerveux retient et communique à toutes les opérations qui sont sous sa dépendance l'empreinte primitive de périodicité qui est l'essence du mode conservateur.

§. VIII. A l'occasion de ce mot *système nerveux*, je me vois obligé de suspendre, un moment, la discussion importante que je viens d'entamer. Je ne veux pas qu'une trop grande concision nuise à la clarté que je désire, avant tout, conserver à mon discours. Il faut que je fasse connaître la valeur que j'attache ici à l'expression dont il est question : et, ce qui rend surtout cette explication nécessaire, c'est la rapide succession, qui s'est faite depuis quelque tems, d'annonces, de recherches anatomiques, physiologiques et pathologiques sur le système nerveux, et conséquemment de théories diverses sur ce sujet.

Or, je déclare que je prends ici ce mot *système nerveux* comme celui de sensibilité dans l'acception la plus étendue (4). Je vois dans le système nerveux un tout harmonique dont les parties, divisées à l'infini, distribuent et répandent partout la sensibilité, c'est-à-dire, impriment le caractère de vie à tous les molécules solides ou fluides dont l'ensemble forme l'être organisé. Il est le siége primitif du principe de vie; toutes ses divisions en sont les agens immédiats (5), ou plutôt il est le principe de vie lui-même se multipliant à l'infini pour être présent dans le moindre des atomes du corps vivant. C'est, comme on l'a dit ingénieusement, l'arbre humain se divisant en tronc, branches, rameaux et ramuscules, ces dernières étant innombrables, mais toujours continues, toujours tenant à l'arbre et établissant ainsi des correspondances immédiates avec tout ce qui dérive du même tronc; ces ramuscules, dis-je, poussées vers leurs extrémités à une ténuité extrême, entrant sous cette forme dans la texture la plus déliée de nos organes, et formant ainsi, si on peut le dire, la trame de la substance vivante.

Relativement au sujet que je traite ici, je dis que le système nerveux, appréciant avec la rapidité de l'éclair, les impressions des corps qui environnent l'être organisé et parmi lesquels se trouvent ceux qui lui sont absolument nécessaires pour sa conservation et ceux qui lui sont nuisibles, met en jeu tous les instrumens de la vie et coordonne toutes les actions vitales de manière à admettre les uns de ces corps et repousser les autres. Si cette harmonie est troublée par quelque circonstance imprévue, ou par les mauvaises habitudes qui s'introduisent insensiblement dans l'organisme, le système nerveux tend toujours à rétablir cette harmonie, en ne cessant toutefois de se conformer au mode primitif dont la périodicité est la base fondamentale. Voilà ce qu'il ne faut jamais perdre

de vue', parce que c'est là l'essence des maladies
aiguës.

§. IX. Si, en raison du genre des causes morbifiques, de leur mode particulier d'action, et
de la susceptibilité de l'individu, l'altération des
rapports organiques s'effectue avec violence et
rapidité; si cette disposition anormale manifeste
dès l'origine une opposition des plus marquées
aux habitudes naturelles; si elle se trouve subitement très-contraire à la conservation du corps
vivant, il arrive que les premiers coups ébranlent
l'organisation dans toutes ses parties importantes,
que toutes les fonctions essentielles à la vie se
troublent en un instant, et que nécessairement
la vie ne tarderait pas à être sérieusement com-
promise si, *aussitôt même*, à la place des mouvemens organiques qui, dans l'état normal, servent
à l'accomplissement des fonctions naturelles,
il ne s'établissait une série nouvelle de mouvemens organiques particuliers concordans en tous
points avec la position extraordinaire où se
trouve l'économie, et lesquels, par conséquent,
en suivant un ordre aussi parfait que celui des
mouvemens organiques de l'état de santé, sont
merveilleusement combinés pour ramener dans
l'économie la prompte annullation de l'effet
désastreux des causes morbifiques, et le retour
complet de la condition primitive de cet état de
santé. Telle est la constitution favorable, *bé-*
nigne, de la plupart des maladies aiguës qui

règnent dans les pays regardés comme les plus sains, et chez les hommes les mieux constitués, maladies dont le développement subit et inattendu, et la marche violente produisent l'étonnement, quelquefois même la terreur, chez ceux qui en ignorent la véritable nature. L'apparence de trouble qui signale leur début n'est que le moment du passage de l'ordre normal à l'ordre morbide lequel se caractérise, comme le premier, par la régularité la plus précise des mouvemens organiques, et la perfection des résultats successifs de ces mouvemens. Ainsi dans les fièvres synoques, éphémères, inflammatoires, ou angio-téniques, etc., quelque puisse être leur violence, la marche est franche et régulière depuis le début jusqu'à la crise, fin nécessaire et heureuse de la réaction générale qui constitue essentiellement la maladie. L'ensemble des symptômes y offre évidemment un système admirablement coordonné d'actions vitales dont le but final est de rétablir l'équilibre; ces mouvemens organiques temporaires, si parfaitement conçus et dirigés par le système nerveux, sont calculés, s'il est permis de le dire, sur la nature des agens morbifiques et par conséquent sur l'intensité des désordres dont ces derniers menacent l'économie. Mais l'exécution prompte et régulière de ces opérations salutaires est due nécessairement à de bons instrumens ainsi qu'à l'emploi de matériaux purs (6). Quelqu'impétuosité

4

qu'affectent les maladies aiguës, elles seront bé-
nignes si l'individu est en général bien constitué,
si aucun de ses organes essentiels n'est lésé profondément, si nulle altération n'entache ses humeurs; à moins toutefois que, par un vice
spécial, l'agent morbifique ne soit de nature à
foudroyer l'être vivant.

Quand les causes morbifiques, auxquelles
une triste expérience a assigné un caractère particulier de malignité, frappent à l'improviste et
avec une sorte de fureur, un grand nombre
d'hommes, le danger est bien plus redoutable
pour ceux dont la constitution est forte et dont
l'organisation, encore vierge, n'a jusqu'alors
subi l'épreuve d'aucune influence malfaisante. La
réaction, se proportionnant toujours à l'action,
la contrebalance, cette action, chez ces individus, par les plus grands efforts : l'insurrection
universelle de l'organisme pour défendre le sanc-
tuaire de la vie se manifeste subitement chez eux
par une extrême exaltation : le développement
de forces qu'exige un tel combat à outrance,
est porté au point que les foyers de vitalité ne
tardent pas à s'épuiser, et que les instrumens
de la vie, perdant ainsi en quelques instans leur
force virtuelle, tombent tous rapidement et con-
fusément dans un collapsus dont ils ne peuvent
se relever. Voilà comment un début de la plus
grande violence, et une prompte succession de
symptômes de putridité, d'adynamie, d'ataxie,

de gangrène, signalent les maladies *malignes*, telles que la fièvre jaune, la peste, et tous les typhus qui résultent de l'influence réunie d'une extrême élévation de la température et d'une corruption particulière de l'air ambiant.

Si c'est au contraire par une action lente et presqu'insensible que s'effectue l'altération des rapports naturels de l'organisme, suivons, avec une attention scrupuleuse, le développement de l'affection qui en résulte; nous voyons les agens qui l'opèrent, se glissant en quelque sorte et pénétrant insidieusement dans l'économie, n'y occasioner *pas d'abord de trouble manifeste* et cela tant que les fonctions essentielles à la vie n'ont pas encore été sérieusement compromises par la succession non-interrompue ou l'action constante de leurs impressions nuisibles. Mais l'exercice de la vie éprouvant de jour en jour une gêne plus grande, il vient un moment où l'économie vivante se trouve dans l'obligation de se mettre décidément en défense ouverte pour préserver les foyers centraux de la vie d'un plus grand danger. C'est le signal de la réaction pyrétique que donne alors le système nerveux qui préside à toutes les fonctions de l'organisme (7). Un observateur attentif qui, dès le commencement de l'action des causes morbifiques, n'aura cessé d'avoir les yeux fixés sur l'économie, aura pu reconnaître la marche de l'affection; quelque peu saillans que fussent les phénomènes organi-

*

ques qui ont précédé la rupture ouverte, il aura
pu en apprécier les progrès. Il aura vu qu'avant
que le mal ne fût au point de nécessiter ce mouvement général plus ou moins violent qu'on appelle fièvre, l'action quotidienne des agens morbifiques (connus généralement sous le nom d'effluves) sur l'habitude extérieure du corps, leurs
impressions renouvelées chaque jour à la même
heure, avaient suscité chaque jour le développement de mouvemens particuliers destinés à mettre nos organes en rapport avec les corps étrangers qui les enveloppent, à neutraliser autant
que possible leur action nuisible. Cette sorte de
réaction organique, quelque sourde qu'elle soit
et inappréciable aux yeux du vulgaire, est, je le
répète, évidente pour le médecin qui la suit avec
attention, et surtout pour celui qui la ressent
lui-même comme cela m'est arrivé tant de fois.
Cette série quotidienne, cette succession de mouvemens organiques renouvelés régulièrement aux
mêmes époques de la journée à l'occasion de l'impression journalière d'agens morbifiques, ne peut
qu'introduire dans l'organisme de nouvelles habitudes qui ont d'autant plus d'empire et de ténacité qu'elles ont été long-tems à se former.
Comme les forces extérieures sous la puissance
desquelles ces habitudes se sont contractées et
ont agi périodiquement, elles ont pour caractère
spécial le type périodique dont elles conservent
fortement l'empreinte. On doit les appeler *habi-*

tudes vicieuses, puisqu'elles établissent un défaut
de conformité avec l'ordre primitif; mais, ce qu'il
est si important de remarquer, c'est le mode
de leur formation qui est absolument le même
que celui des *habitudes naturelles;* elles tiennent de même à la disposition, que les organes
ont acquise primitivement, d'entrer en action à
l'occasion de certains *stimulus* qui reviennent à
des époques fixes, et de recommencer cette action avec d'autant plus de facilité qu'ils l'ont
répétée plus souvent.

C'est ainsi que se constituent toutes les *habi-*
tudes vicieuses qui suivent le torrent dévasta-
teur de notre civilisation, et principalement
celles qui, en nous faisant faire d'une grande
partie de la nuit le jour, et du jour la nuit, in-
tervertissent la régularité si essentielle de la succession du sommeil et de la veille. Car, lorsque
les stimulus naturels qui déterminent la veille,
viennent à cesser, si nous les remplaçons par
d'autres excitans, tels que les bougies, le feu, les
réunions, la table, le jeu, les spectacles, si l'intérêt sordide ou quelque motif plus louable nous
pousse à un excès de travail qui prolonge la
veille bien au-delà de l'époque de la journée où
elle devrait s'arrêter, le sommeil est suspendu.
Nous intervertissons ainsi l'ordre établi par les
lois qui régissent l'univers : car les besoins factices nés des abus de la vie sociale, le besoin du
jeu, celui des repas, des spectacles, ou d'un tra-

vail de spéculation, deviennent impérieux à l'heure où nous ne devrions sentir que le besoin du sommeil. De cette prolongation de la veille, il arrive que des foyers de vitalité s'établissent là où devrait régner l'inertie, et que le mouvement organique d'expansion se continue quand la retraite du soleil devrait le faire cesser. Et, comme le mouvement général de la nature n'est point conforme à cette tendance vicieuse, nos organes extérieurs ne sont plus en rapport avec les objets environnans; le système cutané surtout avec l'air ambiant. Doit-on s'étonner que nous nous exposions à tant de maladies, en contrariant ainsi le vœu de la nature? J'observe ici que ces habitudes vicieuses sont des occasions fréquentes du développement de la fièvre intermittente; ce qu'on doit concevoir facilement en se rappelant que c'est l'impression plus ou moins prolongée, plus ou moins répétée, d'effluves nocturnes sur la surface cutanée, qui cause presque toujours cette maladie.

Les erreurs sociales (8), qui nous font ainsi dévier de la voie naturelle, forcent une certaine série d'organes à rester en action à l'heure où ils devraient être en repos. Ces circonstances se présentant tous les jours, les organes retiennent bientôt avec force et ténacité, la fausse direction qui leur a été imprimée pendant ce tems, et tendent à entrer en jeu à l'heure indue (9). Aussi appelle-t-on l'habitude *une seconde nature.*

Quand ces habitudes vont toujours en contrariant le vœu de la nature, l'action des organes
s'éloigne de plus en plus de leur impulsion primitive ; les mouvemens organiques finissent par
ne plus être ou ne plus paraître en harmonie
avec les autres. Certaines parties trop excitées,
trop souvent mises en action, s'habituent à attirer à elles une trop forte dose de vitalité , et
finissent par devenir le siége habituel de concentration vicieuse (10) ; mais ces affections locales
sont soumises à une périodicité qui dépend du retour habituel des excitations morbifiques. Les maladies nerveuses chroniques. ne sont pas autre
chose que des habitudes vicieuses portées à un
haut degré : et ces maladies sont toujours remarquables par des alternatives plus ou moins vicieuses de mouvement et de repos. Ainsi la périodicité est tellement inhérente au système nerveux ,
que sa puissance se retrouve même dans les affections caractérisées par les anomalies les plus marquées et les plus variées des fonctions nerveuses.

§. X. Ainsi, les époques où certains de nos
organes tendent à agir, ou à retomber dans l'inertie, la durée de l'action et du repos, l'énergie
plus ou moins forte qu'ils doivent développer
dans l'action , sont bien moins déterminées par
la conformation et la constitution particulières
de ces instrumens de la vie que par le genre de
puissance que certains agens, qui nous enveloppent, exercent sur eux. C'est cette influence exté-

rieure qui, en réglant primitivement les révolutions périodiques les plus importantes, a constitué les *habitudes naturelles;* c'est elle qui établit, sur le même mode, les *habitudes vicieuses.*
Cette facilité si grande avec laquelle l'organisation tend à se soumettre à l'ordre que tous ces
agens suivent dans leur action, tient essentiellement à l'habitude, que l'organisme a contractée dès la naissance, de régler tous ses mouvemens sur ceux des corps qui environnent le
nôtre de toutes parts, avec lesquels nous sommes
dans un rapport continuel, et parmi lesquels
nous devons trouver tous les moyens d'entretenir notre existence. Ainsi, au commencement
de notre vie, des causes naturelles agissant sur
nos organes *à des intervalles réglés*, les mettant
en jeu dans chacune de ces occasions, leur ont
communiqué primitivement la disposition à retenir la disposition première, c'est-à-dire, la
tendance à recommencer, aux mêmes époques,
et sous l'empire des mêmes puissances, les mêmes
mouvemens devenus absolument nécessaires à
l'entretien de la vie. Ensuite, par les abus de la
vie sociale, d'autres causes *non-naturelles* revenant *à des intervalles réglés*, mais n'agissant
pas dans le même tems que les précédentes,
ayant assez de prépondérance pour déranger
l'ordre primitif, ont (heureusement et pour
soutenir la marche de la vie) établi un *ordre
nouveau :* les organes tendent à y conformer leurs

mouvemens, et conservent cette habitude avec plus ou moins de ténacité jusqu'à ce que les causes naturelles viennent reprendre leur empire.

Telles sont les données qui résultent de l'observation constante de faits incontestables. C'est d'elles seules que nous devons tirer la lumière qui nous montre véritablement quelle est la source du type caractéristique de l'affection générale aiguë que nous appelons *fièvre intermittente ;* ce sont elles qui peuvent nous fournir la seule explication admissible du mode spécial de périodicité institué pour diriger et régler l'ensemble des mouvemens organiques, de manière à combattre efficacement tous les obstacles qui viennent contrarier l'exercice des fonctions de l'économie, et suivant les vues les plus conformes à la conservation de la vie.

2me Section. — §. XI. L'observation prouve (comme je l'ai exposé, de la manière la plus détaillée et la plus claire, dans le chapitre précédent de l'ouvrage inédit, sur les maladies des pays bas et marécageux, dont ce mémoire détaché n'est qu'une très-petite partie), l'observation prouve, dis-je, que *tous les individus attaqués de la fièvre intermittente résident où viennent de résider pendant un tems plus ou moins long, et principalement aux mois d'août et de septembre pour nos climats, dans un lieu dont l'atmosphère, près du sol en état de calme et d'une apparence sereine pendant le milieu du*

*jour, était le soir, la nuit, et même un peu
le matin, viciée par la présence de vapeurs
aqueuses et d'autres émanations provenant soit
de marécages, soit de tout autre réservoir d'eau
stagnante, émanations qui, restant, pendant
le jour, raréfiées et suspendues dans l'air par
l'effet de la chaleur solaire, se condensent le
soir par l'absence de cette chaleur, descendent
sur la terre, nous enveloppent de toutes parts,
pénètrent nos vêtemens, se mettent en contact
avec toute la surface de la peau et même, quoique moins directement, avec une partie des surfaces des membranes muqueuses, alimentaires et
pulmonaires, et assiégent ainsi les innombrables bouches absorbantes des deux systèmes,
cutané et muqueux.* Il est inutile de répéter ici
ce que nous avons dit ailleurs du système absorbant, des propriétés vitales qui le caractérisent
et des fonctions importantes qu'il remplit (11).
Le fait est qu'ici les organes les plus vastes et les
plus sensibles de l'économie sont envahis par des
substances délétères, et que, si cela a lieu sur
des individus venant d'un climat différent, et si
par conséquent cette impression extraordinaire
est d'une différence extrême avec les rapports
habituels, il y a irritation d'autant plus vive
que l'individu est doué d'une sensibilité plus
exquise et que la matière morbifique a plus d'intensité. A cette occasion, *l'instinct* (12), qui
préside à l'existence de tous les êtres organisés,

met en jeu tous nos moyens organiques : le système nerveux , qui est l'instrument immédiat de
ce principe conservateur, le quel système nerveux a des connexions les plus intimes avec le
système absorbant, dirige tous nos mouvemens
vitaux de manière à nous faire éviter, autant que
possible, l'action de ces corps étrangers. La
première impression qu'ils produisent sur les
innombrables bouches ou syphons absorbans,
qui forment les réseaux superfinis de la peau et
des membranes muqueuses a l'inconvénient de
porter une atteinte fâcheuse aux facultés vitales
qui président à l'action normale de ces parties,
d'altérer la fonction *essentiellement organique*
de l'absorption qui consiste à refuser les substances éminemment nuisibles, et à n'admettre
les autres qu'en leur faisant subir une élaboration qui leur communique un brevet d'animalité.
Il résulte donc, des effets funestes de ces premières impressions, que, si nos corps restent
plongés dans la même atmosphère, une certaine
quantité de molécules délétères qui la vicient,
ne trouvant plus, aux orifices des vaisseaux absorbans, la résistance de l'état de santé, s'introduisent, chaque nuit, à travers les pores inerts
de la peau, et pénètrent de plus en plus profondément en traversant les réseaux dont se compose le tissu cellulaire interposé entre les organes et même celui qui forme la trame des organes. En effet, une espèce d'engourdissement ,

de malaise général, un sentiment de pesanteur
et même de douleurs profondes, des frissonne-
mens, des spasmes passagers, symptômes qui
tous vont peu-à-peu en augmentant d'intensité,
semblent donner l'éveil à toutes les parties sensibles de l'économie : toutes ressentent l'offense
en raison du *consensus* qui les unit; toutes, en
raison de leurs relations synergiques, préparent
et donnent leur contingent d'action ; et, de ce
système d'efforts conservateurs il résulte, chaque
jour, une espèce ou plutôt un essai de défense,
une faible réaction générale contre les ennemis
qui enveloppent le corps. Ainsi à la pâleur et
au froid de la peau, à la diminution de son volume causée par la constriction spasmodique
que l'apparition des effluves détermine sur toute
la surface extérieure du corps, aux horripilations
superficielles qui ont lieu dans un degré plus
avancé et qui semblent indiquer l'introduction
d'une portion d'effluves aqueux dans le tissu cellulaire sous-cutané ou sous-muqueux, enfin à la
disposition morale marquée par la faiblesse, la
crainte et la tristesse, à tous ces phénomènes qui
caractérisent un mouvement général de concentricité causé par l'attaque des miasmes morbifiques qui, tous les soirs, viennent assaillir le
corps, succède après quelques heures une série
de phénomènes dûs à un mouvement contraire.
L'action vitale qui semblait engourdie se réveille,
elle se porte du centre à la circonférence : des

rayons divergens dans tous les sens émanent sans
interruption des principaux foyers de vitalité,
et reportent l'énergie jusqu'aux points les plus
éloignés ; la couleur et la chaleur de la peau se
rétablissent et se portent même , pendant quelques instans, à un degré plus élevé; le spasme
cesse partout, la surface extérieure dù corps reprend sa consistance et son volume habituel ; et,
enfin , les systèmes cutané et muqueux se recou-
vrent du produit d'une exhalation abondante
qui est comme le signal de la victoire : un sentiment de confiance et de bien-être remplace la
disposition morale précédente : tout rentre dans
l'ordre accoutumé; et un sommeil tranquille termine la scène.

Voilà ce qui arrive à-peu-près à toutes les
personnes qui séjournent, depuis peu de tems,
dans un climat humide ; toutes éprouvent , d'une
manière plus ou moins sensible , ces différens
phénomènes. Le plus grand nombre de ces individus ne s'aperçoivent nullement de ce qui se
passe alors en eux, parce que les occupations
habituelles, les affaires d'intérêt pécuniaire, les
relations sociales, absorbent toute leur attention.
Mais ceux d'entre eux qui sont des observateurs
exacts, qui ont l'habitude de méditer, et qui
veulent alors diriger leur attention sur toutes
les sensations extérieures et intérieures qu'ils
éprouvent, ne laissent échapper aucun de ces
phénomènes, et suivent pas à pas les progrès de

l'incubation de la fièvre intermittente qui les menace.

Toutefois de tels combats ou plutôt tentatives de combats, se répétant pendant une assez longue suite de jours, excitant chaque fois, dans les organes qui y prennent part, un développement spécial et surtout inaccoutumé de forces vitales, ne peuvent manquer de leur imprimer la plus forte tendance à répéter le même mouvement. Les habitudes naturelles s'altèrent d'autant plus que cet excès extraordinaire et insolite d'actions organiques dure depuis plus de tems; elles perdent tous les jours de leur empire, tandis que des habitudes vicieuses établissent graduellement le leur. Un *périodisme morbide* s'apprête de jour en jour à compliquer, à suspendre par intervalle, à déranger l'ordre qui constitue l'état normal, à remplacer enfin le périodisme vital qui est la condition de la santé.

§. XII. Cette série quotidienne d'efforts conservateurs ne suffit pas pour terrasser un ennemi aussi opiniâtre; et, d'ailleurs, diverses circonstances viennent souvent en déranger le développement, et en annuller les effets. En usant vainement le ton des organes qui y prennent part, ils joignent un effet débilitant à celui des substances morbifiques qui pénètrent de plus en plus facilement dans l'intérieur de l'économie; et cette combinaison fâcheuse finit par ébranler

les forces radicales de l'organisme, par léser
profondément la grande fonction par laquelle
le système nerveux pourvoit aux opérations
absolument nécessaires pour la conservation de
l'existence.

Le principe vital se trouvant aussi gravement
menacé, doit mettre tout en œuvre pour orga-
niser le système le plus étendu et le plus vigoureux de défense, de manière à s'assurer un succès complet et durable, ou à succomber. C'est
cet ensemble harmonique de mouvemens organiques extraordinaires, qu'on appelle *la fièvre*.

§. XIII. L'individu qui a la fièvre est obligé de
cesser toute espèce d'occupation mécanique ou
intellectuelle ; il doit garder le régime le plus
sévère : les organes, quels qu'ils soient, doivent
absolument être dispensés de toute action étrangère à la grande opération qui occupe toutes
les parties de l'organisme. Toutes les forces sont
alors dirigées vers le même but ; toutes les relations synergiques et sympathiques sont en action
pour qu'il soit atteint. Rien de plus admirable
que cette combinaison des moyens employés à
soutenir la vie contre les puissances qui l'attaquent. Semblable au général habile qui, dans
une place assiégée, organise une sortie générale,
et la commande en personne, le principe conservateur dispose merveilleusement ses forces,
il les anime toutes ; il transmet partout une
vigueur extraordinaire au moyen de ses diffé-

rens foyers de vitalité. Enfin, quand aucun phénomène extraordinaire ne vient intervertir cet
ordre admirable qui, dans ce moment, régit
toute l'économie, une grande quantité d'humeurs
excrémentitielles poussées au dehors, par les différens émonctoires et principalement par celui
de la peau, paraît être le résultat principal de
ces efforts combinés, et semble annoncer l'expulsion des substances ennemies qui s'étaient in-
troduites : c'est ce qu'on appelle la *crise ;* heureux le malade, si elle est facile et complète.
Alors le repos succède à l'agitation. Mais ce repos
n'a qu'un tems : l'agitation fébrile se renouvelle
à une époque fixe, pour être encore suivie de
repos : et, il s'établit ainsi une suite d'accès qui
se succèdent dans des tems réglés. C'est une telle
série qu'on appelle *fièvre intermittente.*

§. XIV. Si dans la fièvre synoque (Angio-téni-
que de Pinel), l'agitation fébrile ne se répète
pas, elle dure en général bien plus long-tems,
elle est d'une autre nature. L'économie n'a point
été préparée à l'assaut par de légers combats
pendant une suite, plus ou moins nombreuse,
de jours précédens. Pour résister à cette attaque
inattendue, l'économie met en action tous ses
moyens de défense ; mais ces moyens ont encore
toute leur énergie, les matériaux dont elle dispose sont dans toute leur pureté primitive. Aussi
le système artériel se distingue ici par la prédominance ou plutôt la plénitude de ses fonctions,

par la libre exécution de ses mouvemens : au moyen
d'un fluide pur et riche en matériaux de la vie qu'il
pousse dans les points les plus éloignés , il développe également partout une chaleur douce et
halitueuse ; en pénétrant jusque dans les ramuscules les plus déliées des réseaux muqueux et
cutanés, en y arrivant aux points les plus su-
perficiels, le sang y prend une telle ténuité qu'il y
subit une espèce de fonte marquée par la gradua-
tion des teintes et l'extrême douceur du coloris.
Ce genre de pyrexies ne peut donc sévir que contre les gens favorisés par la nature, dont les
fonctions s'exécutent avec facilité et perfection ,
qui n'ont rien perdu de leur vigueur primitive ,
et qui ne sont que depuis peu sous l'empire des
agens morbifiques , mais agens morbifiques toutefois assez puissans pour déterminer l'explosion
subite de la maladie.

Au contraire, comme je l'ai dit, la fièvre intermittente n'atteint que les gens déjà affaiblis
et soumis, depuis un tems assez long, à l'influence
d'agens plus ou moins nuisibles qui n'exercent
leurs poursuites quotidiennes que pendant un
tems déterminé et à une heure fixée. Les premières
secousses ne sont pas assez violentes pour occasioner un trouble général et exciter la réaction
fébrile dès l'origine. Il faut, comme je l'ai exposé précédemment, que le corps se soit peu-à-
peu débilité , et par le renouvellement quotidien
des attaques , et par la répétition des vains efforts

6

qui tendaient à réparer le mal chaque fois qu'il arrivait. C'est cette réitération d'attaques et de défenses aux mêmes époques de la journée, qui a introduit, dans l'économie, un ordre nouveau suivant lequel s'enchaînent et se reproduisent périodiquement les symptômes de la fièvre dès qu'elle se déclare. Cet ordre, quoiqu'insolite, est institué dans des intentions salutaires; il oblige les organes à n'entrer en action qu'après qu'ils se sont reposés et réparés; et, de même que le périodisme naturel, il règle l'emploi des forces vitales de manière à les faire conspirer toutes à des mouvemens conservateurs.

Si la fièvre intermittente s'empare d'un homme heureusement organisé, et n'ayant pas l'habitude de transgresser les lois de l'hygiène; si d'ailleurs cet homme n'a été exposé que pendant le moins de tems possible à l'influence des effluves fébrifiques; si la sensibilité et la tonicité des innombrables vaisseaux absorbans qui constituent le tissu dermoïde, et surtout la portion qu'on appelle le tissu réticulaire de MALPIGHI, n'ont pas été précédemment altérées par un abus d'irritation et de réaction, la maladie tend à une prompte terminaison spontanée. Cette fièvre intermittente a la plus grande analogie avec la synoque; elle cesse après un très-petit nombre d'accès; et ces accès se succèdent en suivant, relativement à leur force et à leur durée, une échelle parfaitement graduée qui marque leur croissance, *summum* ou

apogée, et déclin. Cette régularité parfaite annonce que rien ne gêne le développement des
forces générales chargées spécialement de l'entretien de la vie, que rien n'entrave l'exécution de
cette grande fonction préservatrice qui forme les
attributions si importantes du système nerveux.
Le médecin, véritable ministre de la nature,
observateur assidu de ses merveilleuses combi-
naisons, reste alors dans l'expectation ; il n'a-
bandonne pas pour cela son malade ; il veille au
contraire, avec la plus grande sollicitude, à ce
qu'aucune imprudence ne vienne déranger un
ordre aussi parfait, troubler une marche aussi
précise, aussi assurée !

Dans ces cas les plus heureux, le périodisme
de circonstance, qui est la base de la fièvre intermittente, n'est point assez profondément imprimé dans l'économie par l'habitude, pour y
laisser des traces ; il tombe complètement avec
la prompte terminaison de la fièvre. L'organisation est d'ailleurs dans un état trop florissant
pour que le périodisme normal ne ressaisisse pas
complètement ses droits. Et si l'individu ne reste
pas sous l'empire des effluves fébrifiques, il n'a
point de rechute à craindre.

§. XV. Mais, je le répète, presque toujours,
dans nos climats, la véritable fièvre intermittente ne se manifeste qu'après un séjour assez
prolongé dans les pays où elle est endémique. La
température, trop souvent humide, y a déjà

porté une atteinte profonde aux forces vitales.
Une longue suite d'irritations fixées chaque soir
sur la peau ont fini par user de sa vitalité, altérer sa sensibilité et sa tonicité. et troubler ou dé-
naturer ses fonctions. Les relations sympathiques
qui lient le système cutané à tous les autres,
ont déterminé chaque jour des mouvemens secondaires en conséquence, de sorte que tous les
organes ont conservé la tendance à recommencer
les mêmes actes, tendance qui est devenue d'autant plus forte que la répétition périodique de
ces actes a eu lieu un plus grand nombre de fois.

Aussi, en vertu de cette nouvelle habitude
contractée par l'organisme, la fièvre, une fois
déclarée, se divise généralement en sections bien
distinctes qui alternent régulièrement avec des
intervalles de calme. Il s'établit ainsi une série
de reprises de fièvre qu'on appelle accès, dont
chacun forme un ensemble de mouvemens organiques parfaitement coordonnés et dirigés vers
un but salutaire. Le cours d'un accès doit être
terminé dans une portion de la journée ; et il est
régulièrement suivi d'un autre après une période
fixe de 24 heures, ou de l'un de ses multiples
comme 48 heures et 72 heures.

Chaque accès, dans son cours, présente des
phénomènes caractéristiques qui ne manquent
jamais de se représenter aux accès suivans et dans
le même ordre de succession, et lesquels, chose
remarquable, rappellent, par la plus grande

analogie, les phénomènes qui tous les jours se
sont manifestés dans l'économie humaine lorsque, chaque soir, le corps recommençait à subir
l'impression fâcheuse des effluves, résultat de la
condensation des émanations aqueuses que la chaleur solaire avait vaporisées, et soutenues sous
cette forme de vapeurs suspendues à une certaine hauteur de l'atmosphère pendant le milieu
du jour. Les symptômes qui constituent chaque
accès se succèdent si constamment avec la même
régularité, qu'on a divisé, à cause de cela, le
cours entier d'un accès en trois tems : 1er *tems*,
mouvement universel de concentration marqué
par le froid, la pâleur et la constriction de toute
la surface de la peau, suspension ou au moins
ralentissement de la plupart des actes vitaux,
sentiment d'oppression à la région précordiale
et épigastrique; 2me *tems*, mouvement universel
d'expansion marqué par la cessation de cette oppression précordiale, le développement d'une
grande énergie dans tous les organes, la chaleur
et la couleur de la peau revenues et portées même
à un point plus élevé que dans l'état naturel;
3me *tems*, un relâchement général de toutes les
parties du corps, surtout de la peau qui se couvre alors de sueurs abondantes.

§. XVI. Rien, selon moi, n'indique d'une
manière plus précise et plus évidente l'origine
réelle de la fièvre intermittente; rien ne démon-
tre plus clairement quel est le mécanisme qui,

en engendrant les mouvemens fébriles , fixe l'ordre de leur succession ; rien n'établit mieux la
véritable cause de la périodicité que les accès
suivent constamment dans leur retour ; rien enfin ne vient mieux à l'appui de ma théorie , que
les expériences d'après lesquelles on parvient à
créer des affections morbides absolument semblables à la fièvre intermittente , en imitant
exactement les procédés de la nature , par conséquent en portant, sur la surface cutanée, à des
époques fixes et d'une succession régulière , des
substances aqueuses et surtout capables d'occasioner une alternative d'impressions de froid
et de chaud. On sait que la réussite de ces tentatives curieuses et intéressantes remonte à une
haute antiquité. Car nous voyons , dans un tems
déjà très-reculé , des médecins qui ayant cru remarquer que la fièvre intermittente avait guéri
certaines affections chroniques contre lesquelles
avaient échoué tous les moyens de l'art , ont réellement fait naître une fièvre intermittente artificielle , en soumettant le corps à des impressions analogues aux impressions résultant des
influences naturelles qui produisent partout la
fièvre intermittente. Ils mettaient le malade, à
des jours et à des heures réglées , à l'usage des
bains froids , ou des frictions de neige ou de
glace ; ils faisaient, à la suite de ces opérations ,
envelopper le malade de couvertures pour favo-
riser le développement d'une grande chaleur à la

surface du corps, et à la fin, donner lieu à une abondante transpiration cutanée.

NOTA. Au moment où je relis, pour la dernière fois cette feuille, il me tombe par hasard sous la main un numéro des *Archives générales de médecine*, dans lesquelles se trouvent des observations de M. le docteur BRACHET, de Lyon, sur la fièvre intermittente. En parcourant cet écrit, j'y remarque la description d'une fièvre intermittente artificielle que M. le docteur BRACHET a voulu se donner à lui-même, pour reconnaître, par les phénomènes que sa propre économie subirait, si le mouvement concentrique qui détermine la fièvre a lieu plutôt par une espèce de refoulement de l'extérieur à l'intérieur, que par l'influence d'un état fluxionnaire interne, qui appellerait à lui les fluides de l'extérieur et en opèrerait ainsi la concentration. La réaction en quelque sorte fébrile qu'il avait souvent éprouvée lorsqu'il se trouvait soustrait à l'action d'un froid assez vif après y avoir été exposé pendant quelque tems, lui ayant inspiré des doutes sur la manière dont il voyait, dans certains ouvrages modernes et très-vantés, expliquer cette fluxion concentrique, M. le docteur BRACHET se décida à se soumettre à une expérience qu'il crut, avec raison, propre à fixer son incertitude. Vers la fin d'octobre 1822, il se mit à prendre toutes les nuits, à la même heure, à minuit, un bain froid dans la *Saône*, qui cou-

lait sous ses fenêtres. Le premier fut d'un quart-
d'heure, le second de demi-heure; en augmentant ainsi la durée du bain jusqu'à demeurer
une heure dans l'eau. Après chaque bain, il al-
lait se mettre chaudement au lit : bientôt il
éprouvait la réaction de la chaleur, et toujours
la scène se terminait par une sueur abondante,
pendant laquelle il s'endormait jusqu'au jour.
Il prit ainsi sept bains et s'arrêta content de son
expérience. Mais, chose bien importante à remarquer, les jours suivans, entre minuit et une
heure, il éprouvait tous les caractères d'un véritable accès fébrile, tellement son corps avait
contracté l'habitude d'une forte sensation de
froid alternant avec celle d'une chaleur exaltée
et ensuite d'une sueur abondante ! Comme le
mal paraissait peu grave à l'estimable expéri-
mentateur ; que, dans le jour, il ne s'apercevait
de rien ; que l'appétit était bon ; et que toutes
les fonctions s'exerçaient librement, il laissa marcher cette pyrexie artificielle. Six accès revinrent
de suite avec la plus grande régularité. Pendant
la septième nuit depuis la cessation des bains
froids, un peu avant l'heure de la fièvre, il fut
obligé de sortir de chez lui avec précipitation
pour courir au secours d'une femme en couche
dont la demeure, à *la Croix-Rousse*, quartier
très-élevé de la ville de Lyon, obligea M. le docteur BRACHET à gravir très-vîte et très-pénible-
ment une colline escarpée. Cette action, très-

prompte et très-fatigante, accéléra beaucoup la circulation sanguine, fit porter avec force le sang à la périphérie et y provoqua une forte chaleur que M. le docteur Brachet eut le soin d'entretenir en restant auprès d'un bon feu et dans un appartement bien chaud. L'accès ne parut point et n'a point reparu depuis.

Une telle création artificielle n'a-t-elle pas la plus parfaite ressemblance avec la production naturelle, ou plutôt ne réunit-elle pas les caractères d'une complète identité, soit dans la cause productrice, soit dans la nature des phénomènes produits, soit dans leur ordre de succession? N'est-ce pas là déjà une preuve convaincante que mes explications de la périodicité pyrétique sont les seules admissibles?

§. XVII. Il devient donc de plus en plus évident que la nature des symptômes de la fièvre intermittente, et surtout l'ordre de succession suivant lequel ils s'enchaînent, dépendent absolument d'une certaine influence extérieure exercée sur les actes de la vie pendant le tems qui a précédé la fièvre à une époque fixe de la journée. Et comme les agens de cette influence sont des phénomènes météorologiques produits par la révolution de notre globe, le mode extraordinaire et momentané du périodisme vital qui règle la fièvre intermittente tire donc son origine première, comme le périodisme physique dont il dépend, de cette cause unique et univer-

selle, la gravitation, qui, tout en réglant les révolutions diverses de toutes les sphères qui roulent dans l'espace, préside à tous les mouvemens,
quels qu'ils soient, qui se passent sur la surface
de chacune de ces sphères (13).

§. XVIII. J'ai eu bien soin, plus haut,
de faire observer que, quand l'accès ne revient
pas au bout de 24 heures, son retour ne se fait
qu'après l'accomplissement d'une autre révolution de 24 heures Cette remarque répond elle
seule à l'objection qu'on pourrait me faire que,
d'après ma théorie, la fièvre intermittente devrait toujours être quotidienne. C'est précisément parce que le caractère périodique de cette
fièvre tient à des alternatives quotidiennes de
froid et de chaud, d'agitation et de calme, auxquelles notre économie a été exposée aux mêmes
époques de la journée, pendant une suite de
jours précédens ; c'est là, dis-je, pourquoi la période suivant laquelle se règle la fièvre est toujours de 24 heures, ou de l'un de ses multiples;
c'est là pourquoi, quand quelqu'obstacle l'em-
pêche de revenir tous les jours, elle reste soumise à la période quotidienne, puisque son retour se fait ordinairement à la même heure,
quand même il y a plusieurs jours d'intervalle
entre chaque accès.

Il paraît que l'espace de 24 heures n'est pas
suffisant, chez un grand nombre d'individus,
pour que le système coordonné d'actions vitales,

qui constitue un accès de fièvre, soit parfaitement préparé (14) ou entièrement exécuté, pour
que cette révolution organique soit complète. Il
est probable que, lorsque l'accès semble au malade arriver à sa fin, une partie du mouvement
général de la fièvre a lieu encore dans l'intérieur
du corps sans qu'il puisse l'apprécier. Après que
l'accès est terminé, non-seulement l'économie
doit avoir besoin d'un tems de repos ; mais, après
ce repos, il lui faut probablement un autre tems
pour disposer d'avance les matériaux d'un nouvel
accès, pour combiner tous les mouvemens organiques qui doivent y prendre part, de manière qu'ils suivent constamment l'ordre parfait
sans lequel la fièvre ne serait plus intermittente
franche, sans lequel surtout cet ensemble d'opérations vitales manquerait en partie son but essentiellement conservateur. Si l'on considère que
tout l'organisme prend part à un accès de fièvre,
que cette affection morbile est un mode temporaire de l'exécution de la fonction générale et
fondamentale par laquelle le principe conservateur défend les foyers centraux de la vie contre
une agression étrangère, on devrait plutôt s'é-
tonner que tant de choses admirables puissent
être faites dans des espaces de tems si courts.
Pour que le but soit atteint, il ne faut pas trop
de précipitation ni de lenteur. Il paraît que ce
tems moyen se trouve dans la période de 48
heures ; c'est celle que suit en général la fièvre

*

intermittente chez les individus bien organisés,
dans l'âge où les fonctions s'exécutent habituellement avec vigueur, précision et régularité, et
pourvu que de nombreuses attaques précédentes
de fièvres ou d'autres maladies n'aient pas dé-
naturé leur tempérament.

Ainsi, quand la révolution que fait notre
globe pendant 24 heures est passée avant la fin
de l'exécution parfaite et complète de mouvemens organiques dont se compose un accès, et
surtout si la force vitale qui préside à ces mouvemens est assez puissante, assez énergique pour
vaincre, dans le jour suivant, la tendance à les
recommencer que l'habitude a imprimée aux
organes qui en sont le siége, la répétition de cet
ensemble d'actes vitaux n'a lieu qu'après une seconde révolution diurne, c'est-à-dire, le troisième jour, mais à la même heure que la surveille,
parce que cette époque précise rappelle l'habitude acquise, et que rien ne s'oppose alors à ce
que la puissance qui résulte de cette habitude
ne reprenne tous ses droits. Ce mode, une fois
établi, se conserve pendant le cours de la fièvre
à moins qu'il ne survienne quelqu'obstacle qui
vienne le troubler; c'est celui de la fièvre *tierce*.

Si les mouvemens organiques se font avec une
grande lenteur, soit que cela tienne à la constitution particulière du sujet, soit à quelqu'entrave momentanée qui retarde l'exécution des
opérations vitales, la reprise de la fièvre est en-

core reculée de 24 heures ; elle n'a lieu que le
quatrième jour, voilà pourquoi on l'appelle
quarte. Cette variété de type quotidien, tierce, ou
quarte, tient donc à des dispositions individuelles dépendantes de l'âge, du sexe, du tempérament, et de toutes les circonstances qui
portent quelque influence notable sur la constitution.

§ XIX. L'espérience s'accorde avec le raisonnement pour faire voir que l'intermittence pyrétique la plus courte est spécialement réservée
aux individus caractérisés par une grande mobilité. Ainsi le type quotidien n'affecte guères
que ceux chez qui on remarque une prédominance nerveuse, les enfans, les femmes et généralement les individus dont les mouvemens se
font avec une trop grande vivacité. Remarquez
bien que je ne veux parler ici que de la fièvre
quotidienne simple, légitime et présentant des
intermissions bien franches quoique de courte
durée. Cette première espèce de la fièvre intermittente est, à ce qu'il paraît, fort rare dans
certains pays ; car il y a des auteurs qui sont
allés jusqu'à nier son existence. Mais j'affirme
que je l'ai rencontrée bien des fois surtout sur
des sujets étrangers, venant de lieux secs, avec
une constitution saine, quoique nerveuse et irritable. Pour produire la fièvre intermittente
quotidienne, il n'est pas nécessaire que l'influence des effluves fébrifiques soit aussi pro-

longée que pour engendrer les autres espèces :
voilà pourquoi je l'ai rencontrée plus souvent au
printems qu'en automne, et quand je l'observais
en automne, c'était presque toujours sur des
personnes arrivées nouvellement dans des pays
humides et marécageux. Si j'insiste sur ces re-
marques, c'est que, pour tout autre caractère
que celui du type de périodicité, cette quotidienne franche et simple offre dans toutes les
parties de l'économie un contraste frappant avec
une autre variété de fièvre quotidienne qui est
très-fréquente sur la fin de l'automne et dans les
hivers humides, qui n'attaque que des gens dont
les dispositions physiques et morales sont entièrement opposées à celles des premiers. J'entrerai,
plus bas dans des détails sur cette variété si commune de fièvre quotidienne dont, d'ailleurs, les
accès ne sont jamais séparés par une intermittence bien nette, et qui par conséquent est plutôt
du genre des rémittentes.

§. XX. En général, la durée de deux révolutions diurnes présente un espace de tems conve-
nable pour que la révolution fébrile soit complète, pour que les mouvemens divers qui la
constituent reçoivent une parfaite exécution,
tant les mouvemens apparens, lesquels durent
le plus ordinairement sept à huit heures, que
ceux qui les précèdent ou les suivent et qui sont
peu sensibles à l'extérieur. Le type tierce est
donc le plus naturel, le mieux assorti à l'écono-

mie humaine; il peut se manifester chez tous les
individus de l'espèce humaine, de quelqu'âge,
sexe ou tempérament que ce soit, pourvu que
leurs fonctions soient habituées à s'exécuter
complètement dans un espace de tems moyen.
Il est, par la même raison, l'apanage de tous
ceux chez qui le mode des actes vitaux se rapproche le plus du terme moyen; de ceux qui
sont au solstice de la vie, et dans lesquels il n'y
a plus, ni l'excès de délicatesse et de mobilité du
premier âge, ni la lenteur et la régidité toujours
croissante de l'âge sénile. Le type tierce maintient
son empire tant que l'énergie vitale conserve assez
de puissance pour surmonter promptement et
facilement les obstacles que les progrès de l'âge
ne manquent jamais d'amener dans la circulation des fluides vitaux. Ce mode de périodicité
est le partage du tempérament (bilieux des anciens) que le savant HALLÉ a démontré dépendre
de la prédominance du système sanguin (15).
On sait qu'au printems, les fonctions vitales
semblent reprendre une activité nouvelle; aussi,
dès que les causes fébrifiques ont agi assez long-
tems pour produire leur effet, la fièvre tierce se
développe avec force. L'heure même (entre neuf
heures et midi) à laquelle débute d'ordinaire
cette affection est aussi l'époque de la journée
où l'énergie vitale se manifeste le plus souvent.
   Qu'on remarque bien, je le répète, que,
dans tous ces cas, je ne parle que de la fièvre

tierce légitime, franche, exempte de toute complication, et n'offrant aucune disposition à une
dégénérescence.

Mais, poursuivons le développement de notre
intéressant sujet. Jetons un coup d'œil rapide
sur les phénomènes qui constituent la fièvre intermittente, particulièrement la tierce, et faisons
ressortir, de l'ensemble et de la succession de ses
symptômes, son caractère essentiel qui consiste
en ce qu'elle est un système harmonique d'opérations vitales auquel participent toutes les parties
de l'économie, et ayant pour but d'arrêter et de
réparer les ravages qu'une agression étrangère
porte dans l'économie de l'homme. Après les
symptômes de l'incubation qu'il serait trop long
de rappeler ici, le malade éprouve, dans toutes
les parties du corps, des douleurs vagues et ensuite de plus en plus intenses surtout dans l'intérieur des membres, où alors on les appelle
douleurs contusives : c'est de là que résultent ces
extensions forcées qui, des grandes articulations
semblent se propager aux autres, et produisent
ces baillemens et pandiculations qu'il est impos-
sible de retenir, d'empêcher. Un froid devenu
bientôt glacial, et une pâleur extrême se répandent sur toute l'habitude extérieure du corps
qui semble alors diminuer de volume, car la
peau se ride, se fronce, entre dans une espèce
de constriction spasmodique, ou est agitée par
une sorte de frémissement ou d'ondulation. Mais

bientôt ces mouvemens peu sensibles font place
à cette violente secousse générale qu'on appelle
frisson qui, paraissant partir des extrémités pour
se porter rapidement au centre épigastrique,
va en augmentant d'intensité et devient un trem-
blement universel. Le malade éprouve, dans le
même moment, des douleurs sourdes dans la
tête, une oppression, une anxiété cordiale, des
nausées et même des vomissemens pour peu que
l'estomac soit irritable. Le pouls est concentré,
serré, ralenti; mais au bout d'une heure à-peu-
près que dure ce premier tems de la fièvre, le
pouls s'accélère, il s'élève : ce phénomène annonce
le second tems. Alors la chaleur s'établit graduellement et se porte à un degré bien supérieur à
celui de l'état de santé. La peau reprend son
volume, sa couleur, et devient même d'un rouge
très-foncé chez un grand nombre d'individus,
surtout les pléthoriques chez qui le sang semble,
en ce moment, chercher une issue à travers les
pores cutanés. La soif devient de plus en plus
vive. La douleur de tête se fixe à la région sus-
orbitaire, et devient par fois intolérable : l'excitation cérébrale est, de plus, marquée au-
dehors par l'exaltation de l'imagination, par
l'exubérance des idées et une pétulante loqua-
cité, quelquefois même par un peu de délire.
Le second tems de la fièvre tierce est le plus
ordinairement de 5 à 6 heures. Enfin une dé-
tente générale se manifeste : et des vapeurs qui

s'élèvent de la peau, sont les signes précurseurs d'une sueur ou d'une moiteur universelle. Si cette crise par l'exhalation cutanée est détournée ou empêchée par quelque cause particulière, elle est remplacée par une diarrhée ou par un flux d'urines jaunâtres.

C'est surtout dans la fièvre tierce que les trois tems dont se compose chaque accès sont très-distincts, et que le nombre total des accès compose une série d'accès qui vont en croissant de force jusqu'au 4me, et redescendent en diminuant jusqu'au 7me lequel fréquemment alors est le dernier. Mais, pour cela, il faut que le malade évite toute espèce d'imprudences, et surtout qu'aucune médication indiscrète ne dérange cet ordre de mouvement si régulier. Cette disposition avantageuse se rencontre principalement chez les jeunes gens, chez ceux qui mènent un genre de vie modéré. Il ne faut point avoir été trop long-tems soumis à l'influence des effluves fébrifiques: car alors l'habitude aurait imprimé à l'économie une tendance irrésistible à répéter indéfiniment les précédens actes de ce genre. Par la même raison il ne faudrait point que la maladie fût une rechute.

Si une circonstance particulière et d'une nature funeste vient, par malheur, donner lieu à la concomitance d'un symptôme d'une gravité extrême, et imprimer, à la maladie ordinairement bénigne, un caractère assez éminemment dangereux pour mériter le nom de *pernicieuse*, la fièvre tierce ne conserve pas moins son type de périodicité sans altération, laisse ainsi au malade des intervalles bien réguliers 'de repos ou plutôt de répit pendant lesquels on doit *sur le champ* mettre en œuvre les moyens dont une heureuse et sûre expérience a constaté l'efficacité pour empêcher le retour de l'accès suivant qui infailliblement doit être d'une intensité et d'une gravité toujours croissantes. De quelle importance n'est-il pas pour le médecin d'être bien prévenu de la nature de ces cas d'exception, puisqu'au lieu de rester dans une oisive et stupide expectation, il ne doit pas manquer de profiter du moment de l'intermission pour employer les ressources certaines de l'art contre cette fâcheuse complication (16).

Lorsque, pendant le cours d'une fièvre tierce, le malade est soumis à une influence extraordinaire de causes perturbatrices comme des excès d'intempérance, une élévation subite de la température à un degré extrême, le passage de l'humidité de l'atmosphère à une grande sècheresse, ou même l'état contraire, c'est-à-dire, un tems continuellement brumeux, pluvieux, qui, obstruant le passage des rayons calorifiques et lumineux du soleil, s'oppose ainsi à la périodicité de leur action, non-seulement la fièvre tierce devient susceptible de se compliquer d'une autre maladie, mais surtout elle tend à perdre son

*

caractère spécial d'intermittence, à devenir ainsi
d'abord remittente, puis tout-à-fait continue (17).

§. XXI. C'est le *type quarte* qui vient à domi-
ner si l'action vitale a des obstacles continuels
à vaincre, si les solides pêchent par trop de ri-
gidité ou de relâchement, si une diminution
d'énergie vitale rend la circulation des fluides
lente et difficile ; si la communication des centres
de sensibilité devient moins rapide, si les in-pres-
sions deviennent moins vives et moins nombreuses ; si une constitution primitivement forte et active a dégénéré par une longue suite de causes
énervantes, par l'usage d'alimens grossiers et de
difficile digestion, par l'abus de boissons froides,
par le défaut de soins, de propreté, par tout ce
qui peut occasioner l'ennui et la tristesse ; si une
disposition à la lenteur de tous les mouvemens
organiques a été acquise par une longue habitude d'inertie physique et morale, de tranquil-
lité continuelle, de vie trop sédentaire et trop
sévèrement astreinte à des règles uniformes.
Dans tous ces cas, les actes de la vie finissent
tous par s'accompagner d'un sentiment de gêne
et de travail qui influence tellement les affections morales que les individus qui sont pris par
la fièvre quarte sont en général dans un état de
mélancolie, ne jouissent que rarement de cette
conscience de bien-être qui rendait autrefois
leur existence heureuse, ont autant de méfiance
d'eux-mêmes que des autres, se découragent,

et sont poursuivis par des idées sombres qui les
rendent mornes, inquiets, fâcheux.

Les différences principales que présente la
marche de la fièvre quarte comparée à celle de la
fièvre tierce, consistent en ce que la fièvre quarte
débute presque toujours après midi et particulièrement entre trois et cinq heures. Le tems de
froid dure trois ou quatre fois plus que dans la
tierce ; aussi les oppressions et anxiétés cordiales
paraissent bien longues et bien pénibles à sup-
porter au malade : ce tems de froid ne disparaît
que bien long-tems après et par degrés ; la chaleur
semble ne s'établir qu'avec une grande difficulté.
La transpiration cutanée est bien loin d'offrir
cette facilité et cette abondance de la fièvre tierce,
aussi les sueurs ne sont souvent que partielles.
La fièvre quarte ne présente que rarement et
d'une manière peu marquée l'heureuse disposition qui signale un système harmonique
d'efforts conservateurs, et par conséquent par
laquelle les accès croissent graduellement d'intensité jusqu'au solstice de la fièvre pour décli-
ner ensuite peu-à-peu jusqu'à leur extinction :
les accès y ont au contraire une uniformité dé-
sespérante. Toutefois, quand la fièvre a duré
très-long-tems et qu'elle est sur sa fin, soit que
cela soit dû à une amélioration naturelle, soit à
l'effet des seuls médicamens, les derniers accès
sont en général marqués par un frisson plus violent, une secousse plus vive et les signes subsé-

quens d'une réaction vitale. Souvent même alors la quarte se convertit en tierce ; et cette conversion ou transmutation est un signe presque certain d'une prompte guérison.

Cette fâcheuse lenteur ou imperfection des opérations vitales, qui caractérise la fièvre quarte, est cependant d'autant moins manifeste que les individus qui l'éprouvent sont dans l'âge de la vigueur, sont doués d'une constitution primitivement saine et forte, et que cette détérioration actuelle, ce ralentissement présent des mouvemens vitaux ne tiennent qu'à des habitudes longuement acquises par une vie trop réglée, trop circonspecte, trop sédentaire. Si ces individus n'ont jamais été malades, s'ils résident depuis une assez longue suite d'années dans les pays humides et marécageux sans y avoir contracté antécédemment la fièvre, et cela au moyen des précautions bien combinées mais minutieuses qu'ils ont prises pour éviter l'influence des effluves fébrifiques ; s'ils ne sont maintenant atteins par la fièvre que parce qu'ils ont été obligés, par des circonstances extraordinaires, de rester, pendant une suite de jours, exposés au soleil ardent du milieu de la journée et au froid humide du soir ; chez tous ces gens-là, la fièvre quarte se rapproche beaucoup de la tierce, par un cours plus rapide, moins embarrassé, par la moindre persévérance du froid et du chaud fébriles, par l'universalité et l'a-

bondance des sueurs, et par la salutaire pro-
gression ascendante et descendante des accès, laquelle permet toujours d'espérer une terminaison spontanée. C'est dans des cas pareils que la
fièvre quarte a pu être un bien plutôt qu'un
mal, en redonnant aux mouvemens de l'économie une activité perdue depuis long-tems, en
relevant l'énergie du système absorbant, en
retrempant, s'il est permis de le dire, des ressorts détendus et inerts; c'est dans de telles circonstances que la fièvre quarte a pu résoudre
certaines obstructions viscérales, surtout si elles
s'étaient formées lentement par l'effet d'amas
morbides de graisse, de mucosités, par la congestion d'humeurs quelconques altérées ou trop
peu animalisées. Mais, pour qu'une conversion
aussi salutaire ait des effets durables, il faut
qu'une heureuse combinaison de moyens tirés
de l'hygiène et de la matière médicale viennent
appuyer une nature qui montre des intentions
aussi bienfaisantes.

A l'époque du printems, dans nos climats
modérés, il s'opère, dans tous les corps organisés, une véritable régénération qui atteste so-
lennellement la puissance réparatrice ou conservatrice de la nature; une activité nouvelle, qui
se développe dans toutes les parties de l'économie, vient faciliter et assurer l'exécution complète des fonctions : aussi est-ce, en général,
après les premières chaleurs vernales, que les

fièvres quartes les plus anciennes subissent spon-
tanément une solution parfaite : et s'il se développe alors quelques fièvres quartes, elles ont
un caractère assez analogue à celui des fièvres
tierces, et se guérissent facilement. *Quartanœ
œstivœ plerumque fiunt breves : autumnales verò
longœ, et quœ propè hiemes incidunt.* (Hipp.,
Aphor. 25 , sect. II).

§. XXII. Les premières attaques de fièvre devraient, pour les humains qui en sont atteints,
leur servir d'avertissement de prendre toutes les
dispositions convenables pour se préserver des
récidives qui les menacent, et cela en évitant les
causes de la fièvre, surtout en changeant d'ha-
bitation et de manière de vivre. Sans ces sages
précautions, une rechute est inévitable : et les
rechutes donnent à ces affections, particulièrement aux fièvres quartes, un caractère d'autant
plus fâcheux et d'autant plus tenace qu'elles se
sont renouvelées un plus grand nombre de fois
et qu'elles ont lieu à une époque de l'année où
la température humide devient de plus en plus
froide. Leur gravité augmente aussi à mesure
que d'autres circonstances, l'âge même, causent
une défection dans l'énergie vitale.

C'est alors que la fièvre quarte perd de plus
en plus de sa franche intermittence; elle se com-
plique avec toutes sortes d'affections qui résultent, comme elle, d'un état morbide du système absorbant, et particulièrement avec les af-

fections qui dépendent de la diathèse catarrhale ou muqueuse. Par la combinaison des influences fâcheuses du lieu, de la saison, et des écarts du régime physique et moral, le système absorbant a subi une altération profonde dans sa tonicité, dans cette sensibilité élective dont il est doué, et qui préside à l'exercice des affinités vitales dont dépendent l'assimilation ou animalisation des substances venues du dehors, et la sécrétion des humeurs. De cette lésion du système absorbant résulte surtout l'altération du sang qui est chargé, comme on le sait, de porter à tous les tissus une excitation particulière et les matériaux de leur propre substance. Bientôt les élémens constituans du sang perdent leur rapport primitif : la gélatine et l'albumine y deviennent prédominans, il ne s'y forme presque plus de fibrine, et encore moins de matière colorante. La pâleur générale, la flaccidité, la faiblesse, la tendance à l'inertie de toutes les parties du corps, sont la suite de cette altération du sang. De la même source naît la sécrétion vicieuse d'une immense quantité de fluides incolores, gélatineux, ou albumineux comme pour suppléer aux sécrétions naturelles dont l'exercice est entravé. Il semble qu'alors notre organisme tende à rétrograder, à se reporter aux premiers momens de notre existence où la gélatine et l'albumine étaient presque les seuls élémens constituans de nos organes. Toutes les parties du corps sont in-

9

filtrées, abreuvées , gorgées des produits de ces
sécrétions vicieuses. On remarque surtout que
le système entier de ces membranes qui , continues avec la peau, vont tapisser l'intérieur de
nos viscères, se recouvre alors continuellement
de mucosités en quantité si grande que ces matières semblent plutôt provenir d'une espèce de
transudation que d'une sécrétion active : de là, le
gonflement, l'état fréquemment larmoyant des
conjonctives qui conduit tant de gens aux ophthal-
mies périodiques ou chroniques quand la diathèse
muqueuse ou pituiteuse dure depuis long-tems et
qu'elle exerce despotiquement son empire sur
tous les habitans d'une même contrée ; de là,
l'augmentation de volume, l'espèce d'infiltration
de la paroi interne des cavités nasale et buccale
qui produit ou un éternuement, ou un crachote-
ment continuel ; de là, ces amas de saburres dans
le canal gastro-intestinal, qui produisent les affections appelées de nos jours embarras muqueux de l'estomac et des intestins. Si cet excès
de matières excrémentitielles n'est pas bientôt
expulsé par les efforts de la nature, ou par les
prompts secours de l'art, nos souffrances s'ac-
croissent, se compliquent ; car ces substances ne
nuisent pas seulement par leur poids et leur volume comme des corps étrangers ; mais, en restant en stagnation dans les organes qui les contiennent, bientôt elles entrent dans un état de
fermentation acide ou putride dont les produits

ne peuvent que nous être funestes. C'est probablement une telle fermentation qui favorise la
génération et le prompt développement de ces
animaux parasites appelés vers, l'un des fléaux
de notre malheureuse espèce humaine.

Cette subversion des fonctions du système absorbant, cette imperfection de la nutrition qui en
résulte, amènent plus ou moins rapidement les
hydropisies, et les cachexies de toute espèce qui
marquent les différens degrés de dépérissement
du corps, à moins que le principe de vie ait encore assez de force virtuelle pour réagir contre
un ennemi qui le presse et l'opprime dans tous
les points. C'est cette espèce de réaction qu'on
appelle *fièvre muqueuse*. On doit bien penser
que les mouvemens de cette réaction ne peuvent
dès l'origine atteindre avec précision leur but
salutaire; ils ne doivent être que très-peu énergiques, puisque les instrumens qui les opèrent
sont tous affaiblis par le défaut de nutrition
qu'ils ont été obligés de subir depuis quelque
tems. Il faut une longue suite d'efforts conservateurs parfaitement combinés pour parvenir, avec
d'aussi frêles moyens, à déterminer un retour
bien assuré vers l'état primitif et normal. On
doit d'autant moins espérer de succès que la réaction vitale a tardé à s'élever pour combattre
le mal: aussi, tous les ans, malheureusement il
arrive qu'un certain nombre d'individus restent
les victimes de cette impuissance vitale (18).

*

On doit bien penser que, quand une telle
dégénérescence de l'économie vient se joindre à
une fièvre quarte, ces affections tendent naturellement à se prolonger, à s'aggraver. C'est, cependant, ce qui arrive dans beaucoup de pays
marécageux, quand la température, toujours
humide, devient plus fréquemment froide, et
principalement quand les individus qui y sont
exposés sont d'avance écrasés sous le poids de la
misère, du chagrin, du malheur.

§. XXIII. Nous avons déjà dit que la fièvre
quotidienne, comme la fièvre quarte, est bien
rarement l'apanage des individus remarquables
par leur vigueur. Nous voyons, par la même
raison, ces deux types se rapprocher très-fréquemment pour subir, l'un et l'autre, la complication muqueuse. Voilà pourquoi on a toujours cherché à établir des analogies entre la
fièvre quarte et la quotidienne obscure qui s'en-
gendre d'ailleurs lentement sous l'influence des
mêmes causes ; et même c'est en raison de sa
grande fréquence dans les mêmes circonstances
que je demande la permission d'entrer ici dans
quelques détails de cette affection. En effet,
cette variété de fièvre quotidienne atteint une
foule d'individus, soit de ceux dont la constitution est imprégnée d'une faiblesse primitive, soit
de ceux qui ont perdu l'énergie originaire par
l'effet d'une suite de causes débilitantes. Alors,
chez les uns et les autres, le principe vital se

trouve avoir à lutter contre toute espèce d'obstacles : aussi les mouvemens fébriles ont-ils la
même imperfection que les autres actes organiques; les trois stades en sont peu distincts, et la
crise nulle ou à-peine marquée ; chaque paroxisme n'atteint jamais sa fin. Nous avons vu,
dans la fièvre quotidienne pure ou franche,
les mouvemens fébriles avoir assez d'énergie et
en même-tems de vivacité et de précipitation
pour terminer complètement chaque paroxisme pendant l'espace de 24 heures ; nous avons
vu, dans la fièvre tierce, les mêmes mou-
mens avoir besoin de 48 heures pour achéver
parfaitement la révolution de l'accès, et par
conséquent conserver en sus une impulsion assez
forte pour surmonter, au bout des premières 24
heures, la tendance vicieuse qui, chaque jour,
à la même époque de la journée, pousse l'économie à recommencer un nouveau paroxisme fébrile, tendance due au périodisme temporaire
introduit dans l'économie par la répétition quotidienne des émanations effluviennes morbifiques. Il n'en est pas de même dans la variété
de fièvre dont il est ici question; le principe vital n'y a ni assez de vivacité pour terminer complètement un accès, ni assez d'énergie pour
vaincre cette habitude vicieuse dont l'économie
est imprégnée et qui rappelle le frisson tous les
jours ; il est obligé de céder, et laisse recommencer un nouvel accès avant l'achèvement du pré-

cédent. Voilà pourquoi cette fièvre quotidienne
n'est jamais franchement intermittente. Le début
des paroxismes est peu tumultueux ; le froid est
inégal il attaque partiellement, et l'une après
l'autre, les parties extérieures les plus éloignées,
les plus saillantes, telles que le bout des orteils,
des doigts, du nez. Le pouls, d'abord petit et
irrégulier, se régularise un peu quand le froid
disparaît, mais il semble tendre à rester concentré, il ne s'élève qu'avec peine dans le second
tems, lequel n'est aussi que très-peu marqué par
la chaleur fébrile ; mais qui se caractérise plutôt
par une sorte de propension au sommeil (ce qui
donne à cette fièvre quotidienne une sorte d'a-
nalogie avec la fièvre lente nerveuse). Pour le
3me tems, au lieu de sueurs ce sont plutôt des déc-
jections muqueuses. Avec un aussi faible développement de phénomènes fébriles, le visage
change peu de couleur ; il est le plus souvent
pâle et bouffi.

Cette fièvre quotidienne est extrêmement commune dans les lieux humides, quand la température y est plutôt froide que chaude et habituellement brumeuse. Elle y attaque, presque
dès leur naissance, les enfans, principalement
ceux qui ont à éprouver toutes les chances de la
misère : elle les poursuit ordinairement, ces malheureuses et innocentes créatures, avec une opiniâtreté particulière jusqu'à l'âge de sept ans, époque à laquelle il se développe dans leur écono-

mie une révolution insolite, une insurrection
générale des forces de la vie, une crise que la nature excite comme pour constater périodiquement
son essence conservatrice. Ce mouvement organique universel est tellement favorable qu'il délivre
complètement, des atteintes de cette fièvre, tous
les enfans qui ont pu y résister, malgré les désordres de toute espèce que cette opiniâtre maladie
n'avait cessé d'accumuler, pendant les années précédentes sur les organes les plus importans de
leur économie.

Une grande analogie dans la nature des causes
et des symptômes doit faire rapporter à la même
variété une affection fébrile marquée par des
paroxismes quotidiens, laquelle attaque, surtout
par les tems humides et froids, les personnes
d'un âge plus avancé, d'une constitution lâche
et molle, ou celles dont le corps a été épuisé de
toutes manières par la fièvre précédente ou par
toute sorte de médicamens inconvenans; beaucoup de femmes et de vieillards; les individus qui
mènent une vie trop sédentaire ou ceux qui font
des exercices au-dessus de leurs forces; ceux dont
l'estomac est habituellement mauvais, ceux qui
se privent d'alimens sains et substantiels, et ceux
qui font ordinairement des excès de table; ceux
qui se livrent aux excès habituels du coït et en
même tems ceux qui éprouvent une langueur
causée par la privation des plaisirs de l'amour;
les femmes mal réglées; les individus devenus

plus ou moins cachectiques et atteints depuis long-tems d'affections scrophuleuses, scorbutiques dartreuses et syphilitiques : ceux qui languissent sous le poids d'affections morales caractérisées par la crainte habituelle, par le chagrin, par l'ennui ; (19) tous ceux enfin dont le peu d'énergie ne leur fournit que de trop faibles moyens pour résister aux agens de destruction qui les entourent et surtout pour déterminer dans leur organisme une réaction salutaire capable d'élaborer, de neutraliser et expulser enfin toute cause morbifique quelconque.

3me Section. — §. XXIV. Ainsi, quelles que soient les dispositions individuelles des sujets qui tombent malades dans les pays humides et marécageux, le périodisme est toujours la loi sous laquelle le principe vital range les forces dont il peut disposer. Quelque étendus que soient ses moyens de salut, c'est constamment sous cette enseigne qu'il les rallie : et tant que l'économie conserve quelques traces de ce périodisme, on ne doit jamais entièrement désespérer du succès (20). Qu'on remonte aux circonstances de la naissance du périodisme pyrétique, aux conditions de sa création, nous l'avons vu institué, par une nature conservatrice, comme un ordre de tems que les forces vitales sont obligées de suivre pour se conformer avec précision *aux momens* où des substances délétères ont été en contact avec nos organes extérieurs,

pour que la défense soit toujours prête à repousser l'offense, pour que le principe conservateur tienne tous ses instrumens en éveil et disposés à agir à la première alerte. La production
de ces agens nuisibles tenant aux mouvemens périodiques de la terre, les impressions fâcheuses
qu'ils ont exercées sur nos corps se sont renouvelées tous les jours au même point de la réso-
lution diurne : il a donc fallu que les actes vitaux destinés à combattre ces impressions morbifiques eussent lieu, chaque jour, à la même
heure. Plus cette succession d'attaques et de ré-
sistances a duré de tems sans être interrompue,
plus les organes ont retenu la disposition à recommencer les mêmes mouvemens aux mêmes
époques. C'est bien ici le cas de dire que l'habitude est une seconde nature ; puisque cette habitude a été instituée par la nature pour déterminer les mouvemens le plus efficacement conservateurs à l'occasion de chacun de ces événemens
dangereux auxquels les abus que nous faisons de
la civilisation nous forcent de nous exposer (21.).
C'est donc toujours pour résister à des attaques
périodiquement divisées que cette habitude a été
créée par les soins vigilans du principe conservateur. Toujours le périodisme a dû marquer
les tems de réaction des forces de la vie contre les
forces physiques qui tendent à la détruire ; toujours ce périodisme doit conserver ce caractère
sacré qui dérive de son institution primitive.

Et, disons-le encore, ce périodisme vital temporaire ou morbide tient à la même cause que le
périodisme vital naturel, que celui qui règle la
succession constante du sommeil et de la veille
ainsi que celle des autres fonctions les plus importantes de l'économie, et qui est évidemment le
résultat des impressions alternatives que nous
recevons de ceux des astres qui sont en rapport
avec notre globe. Ils sont, l'un et l'autre, dûs à
la cause universelle des mouvemens divers de
tous les corps célestes.

Le périodisme fébrile n'est donc qu'une variété du périodisme vital naturel; il n'en est qu'une
modification momentanée, constamment réglée
sur la périodicité des circonstances qui l'ont fait
naître, et qui continuent à le mettre en jeu.
Tant que ce périodisme temporaire n'a point
rempli parfaitement sa destinée conservatrice,
tant que, sous son égide, les forces vitales n'ont
point remporté sur leurs ennemis une victoire
complète, et n'ont point assuré les conséquences
de la victoire, l'économie reste sous sa domination. Dès qu'il a atteint son but, il devient désormais inutile; il remet, s'il m'est permis de
m'exprimer ainsi, le pouvoir entre les mains de
l'autorité primitive; et l'organisme rentre sous
la direction du périodisme vital naturel.

Toutefois, l'économie reste long-tems imprégnée du périodisme fébrile, quoiqu'il ne manifeste plus ouvertement sa présence : et, par

cette disposition, le principe conservateur de notre être semble se tenir prêt à nous secourir à la première de nos imprudences, en redonnant de nouveau le sceptre ou la direction des mouvemens organiques morbides au périodisme fébrile. Voilà pourquoi les rechutes de fièvres intermittentes sont si fréquentes. Mais, ces rechutes elles-mêmes ne sont-elles pas un nouvel avis, que nous donne cette même nature, de faire tous nos efforts pour éviter l'influence d'agens qu'une funeste expérience devrait déjà nous avoir appris à redouter, et de combiner en tous points notre régime physique et moral de manière à reprendre peu-à-peu notre énergie primitive? Mais notre aveuglement est tel que ce n'est que bien rarement que nous écoutons les avertissemens de la nature !

Ce périodisme, quoique caché, conserve si bien sa régularité que, quand la rechute se manifeste c'est précisément au jour et à l'heure même ou l'accès aurait paru si la fièvre avait continué son cours. Les rechutes ont lieu le plus ordinairement le 7me jour de la convalescence, ou le 14me ou le 21me, suivant que la fièvre affecte le type quotidien, tierce, ou quarte ; elles conservent ainsi la marche septenaire, mode conforme à la nature de notre économie, et selon lequel s'exécutent les révolutions les plus importantes de la vie humaine.

§. XXV. Ce sont, avons-nous dit, les systè-

mes cutané et muqueux qui ont reçu les premières atteintes des effluves marécageux. C'est
de tous les points de cette enveloppe du corps
que sont parties les premières oscillations qui
ont déterminé le mouvement général concentrique lequel, en se propageant successivement
au cœur et à d'autres organes internes, a excité la
réaction générale nécessairement consécutive.
Ces organes extérieurs en conservent long-tems
une susceptibilité particulière; et la moindre
impression nuisible qu'ils reçoivent directement
ou indirectement, immédiatement ou sympathi-
quement, et qui a quelque rapport avec les précédentes, remet en jeu le périodisme temporaire
dont l'organisme est encore empreint, et ramène
le même ordre dans les mouvemens fébriles.
Pour nous rendre compte de ce fait, portons un
moment nos réflexions sur la nature de la sensibilité des systèmes cutané et muqueux: rappe-
lons-nous qu'en vertu de l'étendue ou plutôt de
l'universalité de leur correspondance intime avec
les autres parties de l'organisme, ces dernières sont
toujours prêtes à prendre part aux attaques directes auxquelles la peau et les muqueuses sont
exposées; et alors, ne soyons nullement éton-
nés si les systèmes cutané et muqueux, eux-mêmes à leur tour, peuvent être affectés des mouvemens extraordinaires qui se développent à l'intérieur par quelque cause que ce soit, et s'ils
peuvent ainsi, par l'effet de causes internes, re-

cevoir dans leur sensibilité une impression analogue à celles produites antérieurement par les
corps ambians, directement en contact avec eux,
qui avaient primitivement déterminé la fièvre
intermittente. Jugeons d'après cela combien il
doit être fréquent de voir les causes internes ou
indirectes concourir avec les causes externes ou
directes pour la reproduction de l'ensemble coordonné des phénomènes qui constituent la fièvre,
reproduction si facile à faire naître en raison de
la disposition provenant de la force de l'habitude.
Ainsi, ce n'est pas seulement l'exposition aux effluves marécageux qui fait reparaître la fièvre
intermittente, mais encore tout ce qui, dans sa
manière d'agir sur l'économie et principalement
sur le système muqueux et cutané, a quelque
analogie avec celle des effluves marécageux, tout
ce qui peut y déterminer un mouvement de concentration, toute circonstance physique ou morale qui rappelle à la peau une sensation de
froid ou d'humidité, comme un bain froid,
comme la tristesse, la crainte et l'ennui; tout
excès d'intempérance, tout ce qui donne lieu à
la diarrhée et aux flatuosités, et surtout cette
médication, si répandue encore, quoique n'ayant
pour base que la sottise et l'ignorance, qui or-
donne les purgatifs pour la convalescence dans
tous les cas; tout exercice disproportionné aux
forces des convalescens, et particulièrement l'a-
bus du coït; une diète trop débilitante tandis

qu'elle devrait être dirigée uniquement dans le
·but de restaurer les forces et les dispositions
particulières de l'estomac; enfin, une foule de
circonstances dont l'influence, plus ou moins
directement ou immédiatement portée sur le
système nerveux, ne saute pas aux yeux du
vulgaire, mais n'échappe point à l'œil scrutateur
d'un observateur exact.

§.XXVI. Si l'individu, au moment où il est re-
pris de la fièvre, a encore le corps énervé par l'effet des circonstances précédentes; si sa constitution primitive n'a cessé de dégénérer par l'action
continue et même augmentée des effluves fébrifiques, la fièvre, en récidivant avec opiniâtreté,
doit prendre un caractère analogue à l'état actuel
des forces vitales. C'est aussi ce que l'expérience
nous offre malheureusement trop souvent : c'est
ce qui cause ces transmutations fréquentes que
les fièvres subissent dans leur type suivant les
degrés d'affaiblissement de l'énergie vitale; car,
à proportion que les forces vitales baissent, à
mesure que les fonctions du système absorbant
s'altèrent, la diathèse muqueuse s'accroît, les
cachexies se manifestent, la fièvre tierce dégé-
nère en quarte, quotidienne obscure, et rémittente de tous les types.

§. XXVII. La puissance de cette disposition à
la périodicité peut se prolonger d'une manière
indéterminée; elle dure souvent pendant plusieurs années de suite, elle nous suit même dans

les contrées nouvelles que nous allons habiter.
Quand le changement de saison nous expose à
l'influence d'agens morbifiques de nature diffé-
rente, le périodisme est encore là pour nous
aider à résister à ces nouveaux ennemis, à nous
donner la protection que réclame l'état de faiblesse où nous ont laissés les maladies effluviennes. C'est un fait de remarque générale que
dans les pays où la fièvre intermittente est endémique ou bien dans ceux où elle a été épidémique l'année précédente, et même quelquefois
plusieurs années auparavant, la périodicité com-
plique ou modifie les maladies diverses que les
saisons font régner, et principalement les constitutions catarrhales, bilieuses, dysentériques.
D'excellens praticiens remarquent tous les jours
que, dans les pays marécageux, un type périodique accompagne très-fréquemment les maladies
les plus opposées, et qu'on est souvent forcé de
terminer la pleurésie et la péripneumonie par
l'emploi des fébrifuges. Les plus célèbres observateurs de tous les tems et de tous les lieux ont
établi comme une vérité constante que l'influence épidémique communiquait des analogies
bien remarquables, et dans les symptômes, et
dans les indications curatives, à des maladies
différentes par leur siége et même par leur nature.

Lorsque des événemens extraordinaires ont
réuni, sur un point, un ensemble de circonstances capables d'exercer, sur tous les individus,

une action assez forte pour modifièr les forces vitales d'une manière identique, pour altérer, chez tous presqu'au même point, les fonctions générales de l'organisme, alors les dispositions individuelles disparaissent en grande partie devant une aussi puissante combinaison de causes morbifiques. La maladie prend le caractère épidémique : si les effluves marécageux jouent le principal rôle, l'épidémie est une fièvre intermittente et cette intermittente a le même type chez presque tous les individus.

§. XXVIII. La périodicité pyrétique n'est point, comme on l'a dit dernièrement (22), un désordre des forces générales : c'est au contraire un ordre nouveau que la nature leur dispose et leur présente au moment du danger, de peur qu'elles ne tombent soudainement dans une ataxie complète : c'est une rade, c'est un phare qui apparaît pour servir de refuge et surtout de point de ralliement aux forces vitales que la tempête tend à mettre dans le plus grand trouble (23). Dans les épidémies de la plus fâcheuse gravité, ne voit-on pas la maladie épargner ceux que la périodicité couvre de son égide tutélaire : contre elles viennent se briser, ou au moins s'émousser les traits envenimés qui, chez les autres, pénètrent profondément dans tous les organes, atteignent le système nerveux jusque dans ses dernières divisions, et offensent ainsi le principe de vie même dans ses fondemens. Bien-

heureux donc alors les individus dont l'économie
est sous la sauve-garde du génie de la périodicité !
Pour exemple il suffit de rappeler ici que, dans
les lieux où la fièvre jaune sévit avec le plus de
force, elle exerce des ravages affreux parmi les
personnes d'une constitution vigoureuse et viergé,
qui, pour venir habiter ces nouvelles et funestes
contrées, ont naguères quitté des pays secs et
réputés pour les plus salubres : tandis que la
même maladie fait peu de victimes parmi les individus qui ont déjà subi plus ou moins long-
tems les atteintes des effluves marécageux; se
trouvant alors sous la domination du périodisme
pyrétique, ils en sont quittes pour des fièvres intermittentes ou remittentes. C'est bien là aussi
le cas de dire: *Parcere subjectis et debellare
superbos.*

La preuve la plus évidente du caractère éminemment salutaire du périodisme fébrile, c'est
ce qui se passe dans la variété de la fièvre intermittente qu'on appelle *pernicieuse*, dans laquelle
les agens les plus délétères, probablement favorisés par une disposition individuelle, tendent à
mettre en un instant le désordre le plus complet
parmi les forces vitales, à fixer sur certains organes en particulier les concentrations les plus
vicieuses, à y diriger un afflux extraordinaire
qui les oppresse en un instant, et foudroyerait
infailliblement le malade avant l'espace de 24
heures, si la chute périodique de la fièvre n'ar-

rêtait en même-tems, et comme par miracle, le cours de ces symptômes d'une extrême gravité. Malheureux ceux qui, se fiant à ce moment de calme trompeur, s'endorment dans la plus dangereuse sécurité ! car l'accès suivant revient régulièrement; mais il présente un danger toujours croissant : et le troisième manque rarement de tuer le malade si on reste près de lui dans la plus funeste expectation. Le périodisme pyrétique domine donc là avec assez de puissance pour suspendre ce combat à mort, pour assurer le retour d'intervalles de repos à des époques fixées par la période quotidienne, intervalles de repos pour le malade et que le médecin doit employer avec la plus grande activité, pour diriger les moyens héroïques dont la science lui enseigne l'infaillible efficacité, de manière à ramener avec certitude le principe vital à l'état normal, à rappeler le malade, de la mort la plus certaine, à la vie.

§. XXIX. Un autre genre de faits bien constans et même assez fréquens vient encore à l'appui de la théorie que je viens d'exposer sur la nature du périodisme fébrile ; je veux parler de ces irritations locales disparaissant complètement et reparaissant à des époques régulières de 24, 48 ou 72 heures, de même que les fièvres intermittentes, et qui, en raison de cette analogie et de celle de leur guérison presque certaine par le quinquina, ont été appelées fièvres intermittentes larvées. L'observation prouve que ces affec-

tions naissent sous les influences atmosphériques
qui tous les jours imprégnent l'économie du périodisme fébrile, sous le règne des intempéries qui
produisent la fièvre intermittente, et n'attaquent
le plus souvent même que des individus qui ont
déjà été affectés de cette dernière maladie. Au
moyen des développemens dans lesquels nous
sommes entrés précédemment sur la formation
de la fièvre intermittente, il est facile d'expliquer comment dans de pareilles dispositions, un
individu peut être pris de l'affection périodique
appelée *fièvre larvée*. Nous avons démontré que
dans la fièvre intermittente, il y a nécessairement affection primitive des systèmes muqueux
et surtout cutané, que c'est de ces organes que
part l'action générale de concentricité qui constitue le premier tems de la fièvre. Si la sensibilité,
la susceptibilité de ces membranes ne se trouvent
pas alors telles qu'elles puissent être réveillées
par une irritation immédiate ou sympathique,
si les stimulans actuels ne sont pas en rapport
avec elles, ne sont pas de nature à les mettre en
jeu, la condition essentielle de la naissance de la
fièvre manque, il ne peut y avoir ni mouvement
général concentrique, ni par conséquent de réaction : la fonction générale de conservation de
la vie n'est troublée en rien; il n'existe aucune
condition du développement simultané des symptômes qui caractérisent la fièvre ; *la fièvre larvée
n'est point une fièvre*. Mais, au défaut de l'af-

fection générale primitive de la peau ou des muqueuses, nécessaire pour la production de la fièvre, il peut se former morbifiquement, par l'effet de causes internes ou externes; il peut, dis-je, se former sur un point particulier une concentration nerveuse qui y produise un afflux plus ou moins vicieux : et les forces vitales, se trouvant alors sous l'empire du périodisme effluvien, ne sont de même en action morbifique sur ce point qu'aux époques fixes que détermine la loi temporaire qui règle leur action ; de sorte qu'il y a un intervalle de repos marqué par l'espace de 24 heures ou de l'un de ses multiples. Mais, je l'observe encore, cette affection locale n'est point assez grave, elle n'intéresse point assez la conservation du corps, elle ne la compromet point assez pour que les foyers de vitalité en soient émus de manière à produire la réaction universelle qui constitue la fièvre. Et même la suspension d'action morbifique dans le point affecté fait que souvent ce point change de lieu à chaque accès: et le peu de tems que durent ces irritations est cause qu'elles sont rarement portées à l'état inflammatoire ; aussi n'est-il presque jamais nécessaire, dans le traitement, de joindre les saignées locales aux préparations de quinquina.

§. XXX. Des recherches que je viens de faire sur la nature du périodisme fébrile et dans lesquelles on le voit dériver essentiellement d'une nature conservatrice, on ne conclura pas sans doute que le médecin doive n'avoir rien autre chose à faire que de rester oisif spectateur. La nature au contraire semble avoir institué, dans les intentions les plus bienveillantes, cette alternative d'agitation et de repos dans l'économie humaine (24), pour fournir au médecin des espaces de tems nécessaires pour qu'il suive pas à pas l'affection de son malade, pour qu'il en observe scrupuleusement le génie, pour qu'il puisse, avec sagacité, discerner les véritables mouvemens d'une nature agissante, en apprécier les forces médicatrices, et, d'après cette estimation, déterminer la route qu'il doit suivre. Quand le médecin prévoit que la nature peut seule guérir au moyen d'une série progressive de réaction qu'elle excite dans le système général des organes, et en divisant cette insurrection avec le plus grand ordre par des intervalles de repos comme pour ménager et entretenir les forces; le médecin, dis-je, ne mériterait plus le nom de ministre et d'interprète de la nature, s'il ne lui laissait disposer en silence les synergies de ses puissances. Le médecin pénétré profondément des lois de l'économie vivante ne sera pas disposé à les enfreindre par un traitement perturbateur qui ne ferait que déranger et suspendre aux dépens du malade, les efforts médicateurs les plus généreux : il veillera au contraire avec la plus vive sollicitude, à ce que le malade lui-même et les gens qui l'entourent ne contrarient en rien cette disposition favorable. Empêcher le mal dans ce cas n'est pas toujours facile : aussi le médecin acquiert-il un grand mérite en y parvenant.

Chez certains individus dans la vigueur de la jeunesse, éminemment sanguins, ou athlétiques, les mouvemens, suscités par cette nature agissante, peuvent être trop tumultueux, et non-seulement outrepasser le but, mais produire dans l'économie une secousse fâcheuse; le médecin est là pour modérer cet excès d'impétuosité et y opposer un frein salutaire. Si l'action au contraire languit, comme cela peut arriver chez les vieillards, chez les personnes épuisées, délicates, ou chez celles d'une complexion molle et inerte, chez les gens tristes et craintifs chez qui un état continuel de froid et de constriction entrave le développement de la chaleur et de l'exaltation fébrile, si les forces vitales semblent manquer d'énergie ou tendre à se désunir, le médecin, armé des plus certaines ressources de l'art, doit ouvrir hardiment la voie, faire disparaître tout obstacle physique et moral, prêter un appui à la nature agissante, réveiller et soutenir ses efforts conservateurs, les diriger vers le but unique, les faire en un mot converger et réunir en un faisceau dont la force suffira pour remporter enfin la victoire.

§. XXXI. N'oublions pas toutefois que le périodisme fébrile, quoiqu'émanant d'une essence conservatrice, est un mode extraordinaire et morbide. Il met chaque jour les fonctions essentielles de la vie dans un état de vacillation fâcheuse ; et s'il se prolonge trop de tems , il épuise l'économie. C'est un ami qu'il est très-avantageux de trouver dans certaines occasions , mais qu'il faut congédier dès qu'on n'a plus besoin de lui.

Si lés causes de la fièvre sont supprimées, si les accès n'ont plus cette marche ascendante et descendante que nous avons signalée comme l'indice d'une terminaison prochaine et spontanée, les efforts organiques dirigés et réglés par le périodisme fébrile se continuent sans effet ; les forces s'usent vainement , et le périodisme n'est plus qu'un excès de précaution de la nature ou plutôt le reste vicieux d'une habitude qu'on peut maintenant détruire sans inconvénient. Toutefois, ne tranchons les racines de cette périodicité prévoyante qu'avec l'assurance formelle que toutes les actions du malade seront concertées de manière à rendre désormais sa présence inutile.

SUPPLÉMENT AUX RECHERCHES SUR LA CAUSE DE LA PÉRIODICITÉ PYRÉTIQUE.

Depuis la composition de ce mémoire, les journaux ayant publié une nouvelle explication que M. le docteur BAILLY a donnée du grand phénomène de l'intermittence, j'ai cru devoir, malgré le peu de tems que j'ai à moi, ajouter ici quelques réflexions qui suffiront pour faire voir que

cette prétendue découverte n'affaiblit en rien
les preuves de fait et de raisonnement qui ap-
puyent ma théorie.

Il paraît que M. BAILLY s'est laissé trop facilement séduire par une idée spécieuse dont s'est
emparée son imagination, et s'est trop hâté de la
confier au public avant de l'avoir soumise à un
long et sévère examen, avant de lui avoir laissé
acquérir la maturité que demande un sujet d'une
si haute importance. M. BAILLY, assurant que les
animaux n'éprouvent jamais de fièvres intermittentes, tire de ce fait seul par lui supposé incon-
testable, la conséquence que la cause de l'intermittence si fréquente dans les individus de l'espèce humaine doit se trouver dans quelque différence saillante qui sépare l'espèce humaine de
toutes les autres : et voici la distinction caractéristique à laquelle il s'est arrêté comme remplis-
sant la condition demandée. Presque tous les
animaux ont leur corps posé horizontalement
pendant toute leur vie, de sorte que le cœur reste
toujours sur une même ligne horizontale avec le
cerveau et les organes gastro-intestinaux, tandis
que chez l'homme les trois grandes cavités splanchniques changent *tous les jours* de rapport de
position, se trouvant pendant le jour situées sur
une même ligne verticale, pour reprendre le soir,
et conserver pendant la nuit, la situation horizontale. Cette disposition, selon M. BAILLY, est
cause que chez l'homme la circulation éprouve,

deux fois en vingt-quatre heures, une modification dont le principal résultat consiste dans la
périodicité de congestions qui doivent avoir lieu
brusquement chaque matin sur le système ab-
dominal, et chaque soir sur le sytème cérébral.

Je n'ai pas le loisir de m'occuper de combattre
à fond cette théorie; je laisse d'ailleurs ce soin à
des hommes plus exercés que moi à traiter de
telles discussions de physiologie. Mais parmi les
objections sans nombre qui se présentent, j'en
remarque une qui est bien simple, bien naïve;
c'est l'expression d'un fait qui se présente tous
les jours, savoir : que les enfans du premier âge
sont très-susceptibles d'être atteints de fièvres
intermittentes très-régulières, bien avant qu'ils
soient capables de prendre d'eux-mêmes la position verticale pendant le jour, et malgré qu'on
les laisse la plupart du tems dans la position
horizontale.

Gardons-nous de nous laisser aller aux facéties
auxquelles certains critiques se sont livrés à cette
occasion, comme par exemple celle ci : que si
l'explication de M. BAILLY était juste, il suffirait,
pour nous délivrer des fièvres intermittentes,
de marcher à quatre pattes comme les animaux.
Rien n'étant plus sérieux que l'étude des phénomènes de l'organisme, ne répondons point, par
des plaisanteries, à ceux de nos confrères qui,
quelle que soit pour nous la singularité d'une
pensée à laquelle ils se sont attachés, n'ont pas

moins de droits à notre estime et à notre reconnaissance par leur dévouement philanthropique,
par les travaux pénibles qu'ils entreprennent
dans les intentions les plus généreuses. Présen-
tons cordialement à celui-ci quelques résultats
de notre expérience particulière et de celle de
plusieurs savans sur le sujet qu'il a traité, et
faisons lui remarquer que ces résultats ne sont
pas tout-à-fait d'accord avec ceux qu'il a annoncés.

Ce qui a conduit et décidé M. le docteur
BAILLY à adopter son explication, paraît être la
prise en considération d'un fait de médecine comparée qu'il généralise beaucoup trop en l'expri-
mant ainsi : « Toutes les localités qui produisent
« la fièvre intermittente chez l'homme sont ha-
« bituellement le siége d'épizooties dont les symp-
« tômes ont une marche continue. »

1° La proposition de M. BAILLY, telle qu'il
l'énonce, semble supposer l'impossibilité absolue
du développement de la fièvre intermittente ou
de toute autre affection périodique analogue
dans les animaux domestiques quadrupèdes. Des
faits, rares il est vrai, mais constans, démontrent que cette supposition est gratuite. Entr'autres auteurs dignes de foi qui rapportent ces
faits, je citerai l'anglais ROYSTON qui assure que,
dans les environs des marais de *Cambridge*, les
animaux qui sont employés aux travaux de l'a-
griculture ont présenté plusieurs fois des fièvres
intermittentes tierces parfaitement caractérisées :

Voy. Idée d'une topographie médicale de la Grande-Bretagne (lettre adressée au docteur ADAMSON). *Annales de littérature étrangère*, 61e *cahier, juillet.* 1810. *La Correspondance de* FROMAGE DE FEUGRÉ (t. 4, p. 28,) contient l'histoire très-bien décrite d'une fièvre intermittente observée sur un cheval entier, et dont le caractère, tel qu'il est tracé, ne présente nul doute, non-seulement quant à la division en accès bien réguliers, mais encore sous le rapport de la nature des symptômes et de l'ordre de leur développement. On trouve d'autres exemples de fièvre tierce dans l'ouvrage de Pozzi, intitulé: *La Zooiatria del Gior.' Milano,* 1809, *tom.* 3, *p.* 356. M. RODET, l'un de nos vétérinaires les plus instruits, a vu, dans un cas de péripneumonie épizootique, la maladie se terminer chez un cheval par *une fièvre intermittente tierce bien caractérisée.*

Avant que ces observations authentiques fussent veuues à ma connaissance, je n'avais écouté qu'avec défiance les rapports qui m'étaient parvenus plusieurs fois de vétérinaires et de fermiers qui m'assuraient que, dans le même tems où la fièvre intermittente tourmentait la plus grande partie de leurs familles et de leurs domestiques, ils avaient bien réellement vu, parmi celles de leurs bêtes qui paissaient jour et nuit dans les marécages, quelques-unes d'elles être prises d'une affection dont les symptômes avaient la plus grande analogie avec ceux de la fièvre intermittente.

Maintenant, que l'attention des observateurs
est attirée sur ce point, il est probable que les
exemples deviendront de plus en plus fréquens.
Mais, en raison de la rareté de ceux que nous
avons à offrir, veut-on ne regarder ces faits que
comme des cas d'exception qui n'infirment point
la règle, et continuer de regarder comme une
vérité générale que les fièvres intermittentes sont
l'apanage de l'espèce humaine, et cela sans doute
en raison de l'éminente sensibilité qui la distingue et surtout en raison de l'organisation particulière de son système cutané? La pathologie comparée nous fournira d'autres faits dont la fréquence ne peut être révoquée en doute, et qui
sont aussi de nature à détruire les bases sur lesquelles M. BAILLY appuie son système. Nos animaux domestiques quadrupèdes, surtout ceux
dont la peau se rapproche le plus de la nôtre par
la finesse et la sensibilité, sont sujets à des maladies véritablement intermittentes, c'est-à-dire,
revenant à des époques plus ou moins éloignées,
mais toutefois ne présentant que peu de fixité
ou régularité dans les époques de retour. Ainsi
l'observation journalière nous offre, dans certaines espèces, des affections locales qui ont un
caractère de périodicité bien marqué, et qui,
chose remarquable, tiennent évidemment aux
influences directes que les émanations des eaux
stagnantes exercent sur eux. A la tête de ces affections je mets celles qu'on appelle vulgaire

ment la *fluxion périodique*, espèce d'inflammation ou plutôt d'irritation intermittente qui attaque le globe de l'œil des *monodactyles* et principalement des chevaux d'un tempérament lymphatique, dans le jeune âge, dans le moment du
travail organique de la dentition, à l'époque où
la sensibilité de toute l'économie et surtout celle
de la peau et des membranes de l'œil en particulier est élevée à un haut degré. Les paroxismes bien séparés, bien distincts, de cette affection se reproduisent d'une manière si non exactement régulière, au moins constante, tellement
que pendant les intermittences il ne reste dans
l'organe affecté aucune altération visible, aucune
marque qui puisse faire reconnaître l'existence de
la maladie. Ce n'est que quand les accès se sont
renouvelés un grand nombre de fois et avec une
grande intensité, que l'irritation finit par se fixer
dans l'organe affecté, y déterminer une congestion durable et ainsi constituer une phlegmasie
chronique qui peut occasioner une altération
grave dans le jeu de la vue. D'après ce que l'on
sait déjà des expériences entreprises sur ce sujet
par ordre du gouvernement et sur l'invitation des
sociétés d'agriculture, il a été reconnu : 1º que la
fluxion périodique des jeunes chevaux tient aux
localités, puisque, sous la même latitude, à quelques lieues de distance, cette affection est fréquente et grave dans un endroit, tandis qu'elle
est bénigne, rare ou ne se rencontre jamais dans

un autre; 2° que l'humidité du climat en favorise le développement, tandis que la sécheresse
habituelle de l'air en préserve. Et une autre
preuve de l'analogie de cette maladie périodique
avec celles du même genre qui attaquent l'espèce
humaine dans les lieux marécageux, c'est qu'un
assez grand nombre d'essais constatent qu'au
moyen du quinquina on peut la combattre avan-
tageusement, surtout dans les premiers tems de
son apparition.

2° « *Toutes* les localités qui produisent la fiè-
« vre intermittente chez l'homme, dit M. BAILLY,
« sont *habituellement* le siége d'épizooties dont
« les symptômes ont une marche coutinue. »
Cette phrase exprimerait la vérité si seulement
les deux mots *toutes* et *habituellement* étaient
changés, de cette manière, « *quelques-unes* des
« localités qui produisent la fièvre intermittente
« chez l'homme sont, *certaines années*, le siége
« d'épizooties dont les symptômes ont une mar-
« che continue. » Avec cette version la proposition de générale, deviendrait spéciale ; elle ne
pourrait plus servir de base à l'explication que
M. BAILLY a donnée de la périodicité pyrétique ;
mais elle serait conforme à l'expérience la plus
constante, la plus authentique. Et, quand je
n'aurais point ici à combattre cette explication,
le fond du sujet est assez important pour qu'on
ne trouve pas superflu que j'entre dans un examen un peu étendu de toutes les circonstances
qui s'y rapportent.

Dans tous les lieux marécageux, la fièvre est endémique pour l'espèce humaine. C'est-à-dire que, tous les ans, après une série de jours chauds et sereins, les individus de l'espèce humaine, en quantité plus ou moins grande mais toujours plus nombreuse parmi les étrangers qui habitent un tel climat depuis peu de tems, sont atteints de la fièvre intermittente sous différens types. L'augmentation fortuite de l'intensité des causes de cette maladie peut la rendre épidémique, et lui communiquer un caractère général de gravité qu'elle n'offre que rarement dans les températures modérées.

Pour que la proposition sur laquelle s'appuye M. BAILLY fût rigoureusement vraie, il faudrait que, dans tous les lieux où l'homme est pris par la fièvre intermittente, et aux mêmes époques annuelles où règne cette maladie, les bestiaux fussent constamment affectés des fièvres continues dont il parle. Mais les observations faites pendant une longue suite d'années dans ces mêmes pays, surtout dans ceux où la température est habituellement modérée, prouvent qu'il s'en faut de beaucoup que les bestiaux y tombent malades tous les ans. Ce n'est que dans certaines contrées, pendant le cours de certaines années, et sous l'empire d'une réunion éventuelle et d'un assemblage spécial d'accidens météréologiques et de circonstances locales dont la combinaison exerce sur tous les êtres vivans une action beaucoup plus forte qu'ils n'en subissent à l'ordinaire; ce n'est, dis-je, que dans ces cas particuliers que se développent les épizooties meurtrières dont il s'agit. Une élévation extraordinaire de température peut en être regardée comme la cause générale; car elle est toujours l'élément qui domine dans cette combinaison funeste. Tous les observateurs, qui auront eu l occasion de se trouver spectateurs de ces événemens si inopinément désastreux pour les agriculteurs et qui auront cherché à en étudier la source, auront remarqué que les bœufs ou autres animaux domestiques soumis à notre domination, forcés par l'homme de suivre un genre de vie contraire à leur nature, et d'habiter un pays qui ne leur convient pas, se trouvent, lors de l'invasion de ces terribles maladies, absolument dans la même position que les hommes vigoureux et jouissant d'une santé florissante qui arrivent, de pays habituellement secs et d'une température modérée, dans un lieu marécageux où la chaleur solaire et l'humidité sont portées à un degré assez élevé pour les mettre, eux, dans le cas de contracter la fièvre jaune ou la peste, tandis qu'à côté d'eux dans le même tems, par l'effet des mêmes causes, les indigènes ou autres gens qui habitent le pays depuis long-tems n'ont que des fièvres intermittentes ou rémittentes. Ces mêmes observateurs exacts auront bien vu que les bêtes chez qui la maladie est le plus violente et le plus dangereuse, sont

celles qui, après avoir été élevées dans les lieux
montueux, secs et bien aérés, et y avoir acquis
une constitution saine et forte, sont subitement
transportées dans un climat opposé, et y sont
soumises à un genre de travail et à une qualité
de nourriture, qui ne sont point en rapport avec
leur organisation.

La maladie qui, dans ces cas, se manifeste chez
ces animaux par des symptômes d'une gravité et
d'une rapidité effrayantes, qui les foudroye presque tous au même instant, et qu'en général les vétérinaires appellent charbon intérieur ou fièvre
charbonneuse, offre la plus grande ressemblance
avec la fièvre jaune de l'espèce humaine. Il n'y a
que le développement d'une puissance délétère
très-active qui puisse ébranler leur forte santé :, et
aussitôt qu'un tel agent morbifique apparaît, il
donne les preuves les plus fâcheuses de la cruauté
de son empire. Les animaux, dès la première atteinte, en éprouvent une secousse d'autant plus
terrible, que les organes sont vierges, intacts,
et, d'après ce que nous avons dit dans le mémoire
précédent, moins préparés à l'attaque hostile.
Leur organisme accoutumé à emporter d'assaut
tous les obstacles qu'il a rencontrés jusqu'à-
présent dans l'exercice de la vie, cherche encore,
dans cette lutte nouvelle pour lui, à déployer
toutes les ressources vitales. La fièvre violente qui
en résulte en est la preuve; mais c'est en vain :
ces attributs de la vie naguères si brillans, ces

facultés auparavant si énergiques, éprouvent en peu d'instans une défaite complète, tombent dans l'anéantissement; toutes les forces de l'organisme sont épuisées dans les premiers combats qu'il faut soutenir contre un ennemi si terrible, si insidieux. La réaction, par la tendance qu'elle montre, tout d'abord, à se proportionner à l'action, par la trop grande et trop subite énergie qu'elle exige, s'arrête ou tombe presqu'au moment même de sa naissance : l'arbre de la vie est si violemment ébranlé dans ses racines principales que le trouble, le désordre, l'*ataxie* sont en un instant dans toute l'économie : la vie peut-elle se soutenir au milieu de cette anarchie ? Quand une chaleur excessive vient régner dans une contrée marécageuse, couverte d'étangs ou sujette aux inondations, si l'air n'y est alors agité par aucun courant, par aucune brise, l'atmosphère y réunit toutes les conditions que la chimie assigne à la fermentation putride, toutes les circonstances propres à exciter, à faciliter, à hâter la décomposition spontanée de tous les cadavres ou debris des corps organisés qui y gissent depuis un plus ou moins grand espace de tems, et même de ceux que les mêmes causes font alors périr en grand nombre. Les substances vaporisées par l'effet de cette grande opération chimique, ne recevant aucune impulsion latérale en raison de l'absence de vent, s'élèvent perpendiculairement jusqu'à une certaine distance de la terre où la chaleur solaire les tient, pendant le milieu du jour, suspendues au-dessus du lieu même d'où elles se dégagent; elles s'y amassent, s'y condensent, et retombent le soir, se trouvant alors dans le plus haut degré de concentration. Voilà comment un fâcheux concours d'événemens les plus naturels peut communiquer les propriétés les plus vénéneuses au principe exhalé de la fange des marais ou de tout autre réservoir d'eau stagnante. Ajoutons-y encore l'action directe de cette température insolite sur l'organisme dont elle énerve promptement les forces, et qu'elle prive ainsi des moyens que la nature lui avait donnés pour résister aux puissances physiques contre lesquelles il a à lutter. Nos colonies de la Guadeloupe et de Saint-Domingue, les Etats romains, la Lombardie, la Hongrie, plusieurs provinces de l'Espagne et du midi de la France, qui présentent beaucoup de lieux où la chaleur et l'humidité réunies peuvent exercer leur funeste empire, ont été trop souvent les tristes théâtres des épizooties les plus désastreuses. Les régions septentrionales de la France, la Hollande même, les ont vu se déclarer toutes les fois que de malheureuses circonstances se sont combinées pour former sur ces points un assemblage d'influences suffisant pour les fomenter et les faire éclore. Mais toujours la condition de rigueur était la prompte décomposition putride des matières végétales et animales, et en même-tems l'état calme de l'atmosphère.

Dans tous ces cas, il y a donc génération très-
active, émanation, et concentration dans l'air
ambiant de substances extrêmement délétères,
que les absorbans des systèmes cutanés et muqueux laissent probablement introduire dans les
sanctuaires de l'économie animale, dès que la
chaleur *accablante* de l'atmosphère a mis dans
la prostration les organes les plus essentiels, a
paralysé en grande partie leurs forces, et les
a ainsi, pour comble de malheur, privés de la
faculté de résister avec efficacité à un ennemi
qui vient déclarer une guerre à outrance. Et de
plus, ce qui, spécialement pour le système vasculaire, paraît résulter de ces funestes conditions,
c'est que les parois des vaisseaux perdant leur
tonicité avec une si grande promptitude, les
fluides qu'ils sont chargés non-seulement de con-
tenir mais de garantir des influences étrangères,
perdent avec la même rapidité leur caractère de
vitalité et se trouvent sans défense sous la domination des puissances physiques les plus redoutables. Le sang alors, obéissant à l'influence de la
trop haute température de l'atmosphère, doit
entrer dans une véritable fermentation putride,
et bientôt subir une décomposition complète. Ce
sont les résultats d'une telle décomposition qui,
chez les hommes dans la seconde période de la
fièvre jaune, produisent les vomissemens de matières brunes ou noires et la teinte jaunâtre de
l'extérieur du corps. Tout nous porte à croire

que les choses se passent à-peu-près de même
dans les animaux domestiques qui sont victimes
des épizooties dont il est ici question : car, dans
les ouvertures cadavériques faites avec le plus
grand soin lors des épizooties de 1814, 1815 et
1822, quand la maladie n'avait pas foudroyé le
sujet au premier moment, quand elle avait duré
pendant quelques jours, un phénomène qu'on a
observé généralement, principalement sur le cheval, c'était une teinte jaunâtre répandue sur les
membranes muqueuses, surtout sur les tuniques
qui tapissent l'intérieur des cavités splanchniques.
Cette espèce d'ictère, qui peut être regardée
comme un point important de rapprochement
entre cette maladie et la fièvre jaune, tient probablement à la même cause dans l'une et dans
l'autre. La couleur jaune ne doit pas être ici attribuée au reflux de la bile dans le sang, ni à une
altération dans la sécrétion de cette humeur qui
donnerait lieu à l'épanchement de sa matière
colorante, car le foie n'offre point d'altération
remarquable ; et l'on trouve communément dans
la vésicule une assez grande quantité de bile à
l'état naturel. Il me semble qu'on peut expliquer,
dans ces cas, la teinte jaunâtre des membranes
muqueuses comme l'a fait M. le docteur Keraudren
pour celle de la fièvre jaune ; elle dépendrait de
même de la décomposition du sang éminemment
favorisée ici par la tendance à la septicité qui est
la suite nécessaire du rapide épuisement des forces

vitales. Le sang alors est disposé à transsuder à travers les membranes ; à s'extravaser dans leur tissu : les principes constitutifs du sang s'y séparant, les membranes en retiennent une couleur plus ou moins jaune, absolument comme on voit cela arriver à la peau dans les ecchymoses qui suivent les contusions.

Pour faire mieux ressortir le caractère de ces épizooties foudroyantes, rappelons comparativement les symptômes des maladies auxquelles les bestiaux sont sujets dans l'été par l'effet de la chaleur atmosphérique, quand elle ne s'accroît que d'une manière modérée. Ainsi dans les années ordinaires, quand par l'élévation de la température, la constitution de l'air atmosphérique commence à s'altérer d'une manière sensible; dans les cas surtout où, relativement aux soins à donner aux animaux que nous avons à notre service on s'est écarté des règles de l'hygiène, on a fréquemment alors à observer chez eux certaines affections aiguës du système muqueux et surtout du système cutané qui manifestent évidemment la disposition naturelle de ces membranes à une action essentiellement conservatrice. Ces sentinelles, placées entre les foyers centraux de la vie et les matières étrangères qui enveloppent les corps organisés, bien loin de perdre leurs prérogatives, exécutent avec vigueur tous les actes que réclament leurs fonctions pour garantir le principe de la vie des influences funestes qui le menacent. Les absorbans qui circulent en grand nombre dans la peau et dans les membranes muqueuses, les vaisseaux qui forment la base des tissus réticulaire et cellulaire, se trouvant alors en rapport avec les substances nuisibles répandues dans l'air, semblent développer à cette occasion une exaltation spéciale de sensibilité, particulièrement dans certains points de leur étendue, y déployer une énergie vitale assez intense pour que l'irritation se concentre et se fixe dans ces points, pour qu'il s'y établisse une congestion momentanée, laquelle semble préserver du danger les organes essentiels à la vie, mais laquelle, dans ces cas, produit une lésion locale si active qu'il en résulte toujours très-promptement une altération de tissu plus ou moins grave: tel est ce qu'on observe dans les bubons, les anthrax, les pustules charbonneuses, les plaques phlogosées, les éruptions aphteuses, et autres exanthêmes qui, par leur mauvais caractère, par leur disposition à passer à la gangrène, prouvent les qualités redoutables qu'ont déjà acquis les fluides aériformes à l'action desquels ne peuvent échapper les bestiaux.

Ce mode d'action, conforme aux lois de la vie, qui régit l'économie dans les maladies dont nous venons de parler, est au contraire empêché ou arrêté dès l'origine dans les funestes épizooties que nous leur comparons. Il paraît que le fatal destin, qui poursuit alors les animaux,

réunit et combine contre eux tout ce qui peut
altérer leur atmosphère au point de les blesser à
mort par tous les points où elle les touche. Les
vastes réseaux absorbans cutanés, muqueux et
et cellulaires, qui forment l'enveloppe générale
de leur corps, se trouvent donc privés tout-à-
coup de leurs facultés organiques, puisqu'ils se
laissent traverser sans résistance par la substance
vénéneuse : ou bien, le germe morbifique serait-
il si subtil qu'il pût pénétrer en un instant jusqu'aux sources même du sentiment ; irait-il par
une directe et funeste attraction, irait-il, rapide
comme l'éclair, foudroyer le principe de vie sans
marquer son passage par aucun signe sensible à
l'extérieur ? C'est ce défaut seul d'affection extérieure qui a motivé les noms de *charbon intérieur, charbon général, fièvre charbonneuse,*
que donnent vulgairement les vétérinaires ; car,
comme je le dirai plus bas, les autopsies cadavériques se taisent sur le siége de ces terribles
maladies. Il n'y a plus ici de combat partiel à
différens points des surfaces extérieures, le mal
ne se fixe plus à des portions d'organes à la conservation desquelles le salut de l'animal ne soit
pas irrévocablement attaché ; il n'y a plus de
sensibles à l'œil, ni intumescence, ni efflores-
cence, ni charbon, ni pustule, etc. ; il n'y a point
d'inflammation, ni d'affection locale quelconque : l'universalité de l'économie est intéressée à
cette attaque du principe de vie ; tous les organes

y prennent part ensemble, la réaction est générale, mais elle est extraordinairement violente;
la fièvre marche sans la moindre interruption ou
diminution, elle s'accroît au contraire et est bientôt au plus haut point. Il n'y a donc aucune apparence d'ordre périodique qui tende à délivrer
la vie de l'oppression subite qui l'écrase ou l'acca-
ble, à régler l'emploi de ses moyens naturels de défense; aucun intervalle de repos qui suspende un
instant la perte si rapide de ses forces : l'animal
tombe (*procumbit humi bos*) comme par un coup
de foudre. En effet, les symptômes constans sont
l'atteinte subite d'un frisson universel, et d'un
froid glacial aux extrémités, suivi, à peu de distance, d'une extrême sécheresse jointe à la chaleur la plus vive dans toute l'enveloppe cutanée
et muqueuse, les extrémités conservant le froid
primitif, bientôt après de la suppression de toutes
les excrétions et en même-tems d'un état de prostration ou d'accablement général marqué surtout
par l'empreinte d'une tristesse profonde; l'ani.
mal se trouve ainsi presqu'aussitôt frappé par
la mort que par la maladie!

On doit bien se douter que, dans une affection aussi évidemment universelle et aussi ra-
rapidement mortelle, la nécropsie n'offre rien
qui puisse satisfaire l'observateur qui recherche
quel est l'organe affecté, et qu'elle ne montre
aucune altération locale constante qui puisse
fixer son attention. Je me suis trouvé en 1814

et 1815 au milieu de l'épizootie la plus désastreuse qu'on ait vue de mémoire d'homme
dans les régions tempérées de la France; j'ai eu
malheureusement à recommencer mes observations en 1822 dans une autre épizootie qui, cependant, n'a pas été à beaucoup près aussi généralement meurtrière. J'ai ouvert moi-même,
avec le plus grand soin, celles des bêtes à cornes
que j'ai perdues par l'effet de ces maladies [1]. J'ai
assisté à presque toutes les autopsies qui ont été
faites dans les environs par les vétérinaires et
agriculteurs. Nous n'avons jamais trouvé dans les
viscères et autres organes aucune lésion à laquelle
on pût raisonnablement attribuer la mort des
sujets. Nos observations nécroscopiques se sont par
la suite trouvées confirmées par celles de MM. les
professeurs GIRARD et DUPUY, puisqu'après avoir
tracé, de mains de maître, le tableau des épizooties de 1814 et 1815, ils ont déclaré « qu'ils
« avaient constamment reconnu que les désordres
« observés à l'ouverture des cadavres étaient en
« général légers, et qu'on ne devait leur accor-
« der que fort peu d'importance. »

[1] J'ai trouvé dans tous ces animaux d'espèce bovine, la chair si
saine, si intacte, que je n'ai pas hésité à la manger, à la faire
manger à mes enfans, à mes domestiques, et à la distribuer à tous
les malheureux qui se sont fiés à ma parole sur l'innocuité de
cette viande. J'en ai fait saler et sécher au four, et nous en avons
eu ainsi une provision, au moyen de laquelle nous nous sommes
nourris, ainsi que beaucoup d'autres personnes, pendant un très-
long espace de tems, sans qu'il en soit résulté le moindre inconvénient.

Que je n'oublie pas de consigner ici une observation importante qu'il faut ajouter à celles que j'ai rapportées pour montrer l'analogie de cette maladie des bestiaux avec notre fièvre jaune : c'est que dans les animaux, comme le cheval, dont l'organisation de la peau se rapproche le plus de celle de l'espèce humaine, dans ceux qui sont dans un état de faiblesse constitutionnelle, dans un état de langueur, ou qui ont perdu de leur vigueur primitive, on en voit chez qui la maladie se prolonge pendant quelques jours, semble se calmer, et qui ensuite meurent au milieu de l'expression de la douleur la plus vive. C'est probablement pendant cette espèce de seconde période que leurs membranes muqueuses acquièrent, par l'effet de la décomposition et l'extravasation du sang, cette teinte jaunâtre qu'on trouve à l'ouverture de leur cadavre.

Remarquons surtout, que, lorsqu'un petit nombre d'animaux échappent complètement à la terrible maladie qui tue les autres plus ou moins promptement, c'est qu'alors leur affection prend *un véritable caractère de périodicité*, c'est qu'elle devient rémittente, c'est qu'elle se divise en paroxismes plus ou moins réguliers, et manifeste ainsi l'établissement d'un ordre véritablement conservateur qui doit naturellement ramener la guérison spontanée. Si on doute de cette vérité, j'en appelle au témoignage des observateurs zélés, exacts et judicieux qui ont suivi avec attention cette heureuse terminaison ; et j'engage vivement tous les autres à ne pas manquer une occasion de constater, par leurs recherches, ce fait d'une haute importance.

Les médecins vétérinaires de tous les pays, qui ont été les témoins de ces épizooties, et qui les ont observées et décrites sans être influencés par aucun esprit de système, ont donc dû les considérer comme des affections constitutionnelles, comme des pyrexies idiopathiques, comme des fièvres essentielles, et les comparer aux funestes épidémies qui anciennement ont décimé si souvent le genre humain, et que, dans les tems les plus reculés, on appelait généralement *peste*, sans attacher à ce mot d'autre signification que leur caractère éminemment meurtrier [1].

CONCLUSION. — Ainsi, dans toute comparaison à faire entre les animaux domestiques employés à l'agriculture et les individus de l'espèce humaine, relativement à la manière d'agir des effluves fébrifiques sur les uns et sur les autres, on ne peut mettre dans une sorte de parallèle

---

[1] *Communis ergo febris (pestis) propterea omnibus accidit quod eumdem spiritum omnes adtrahunt, fitque ut simili corpori similes spiritus, similiter permistu, similes gignunt febres.* HIPPOC., *De Flatibus*, §. VIII, *edit.* VANDERLINDEN.

Je profite de l'occasion de cette note pour déclarer qu'au milieu des épizooties de 1814, 1815 et 1822, j'ai tenté des essais nombreux et variés pour m'assurer si raisonnablement on devait rapporter à un principe contagieux la cause de la maladie, et que tous les résultats de mes expériences se sont accordées pour la négative. Je reviendrai plus tard sur ce sujet.

avec les bestiaux que ceux des hommes qui,
jouissant d'une forte santé, passent brusquement dans une température extraordinairement
chaude et humide. La disposition à la périodicité
fébrile n'est établie, ni chez les uns, ni chez les
autres : la maladie qu'ils contractent est de même
continue. Dans les bestiaux, en général, c'est la
nature de leur enveloppe cutanée, c'est leur
grossière sensibilité, qui sont causes que, jusqu'à l'invasion, ils n'ont été nullement émus,
affectés par les principes morbifiques qui les environnent de toutes parts : il faut, pour les émou-
voir, pour les affecter, que ces principes morbifiques acquièrent une virulence toute particulière. Chez les hommes dont nous venons de
parler, les conditions de la périodicité fébrile
n'ont pas eu le tems de se former, de se disposer ;
car c'est pour la première fois que ces individus
sont exposés à l'influence des effluves fébrifiques ;
et, pour cette première fois, l'action de ces causes
est si violente, si *maligne*, qu'au premier coup
qu'elles portent elles produisent dans l'économie une telle secousse qu'il en résulte à l'instant
un désordre presque toujours irrémédiable. Il
n'en est pas de même chez les hommes qui résident depuis un certain tems dans un pays humide, dans une contrée marécageuse, dont la
température est le plus ordinairement modérée.
En raison de la sensibilité exquise qui distingue
si éminemment l'espèce humaine, en raison sur-

tout de la délicatesse de son organe cutané qui
lui seul met les hommes à une si grande distance
des bestiaux auxquels on veut ici les comparer,
les effluves paludiques, en se présentant le soir
et le matin aux orifices absorbans dont se forme
le tissu de la peau, ont, dès leur impression la
plus légère, dès la première atteinte, ont, dis-
je, éveillé cette vive susceptibilité, et par conséquent mis aussitôt en jeu les relations sympathiques et synergiques qui organisent les mouvemens conservateurs; ils ont ainsi déterminés un
système de réaction qui, quoiqu'invisible, quoique peu sensible pour l'individu lui-même qui
l'éprouve, n'est pas moins réel. La répétition
quotidienne de ces mouvemens intérieurs imprè-
gne de cette habitude toute leur économie, de
sorte que, quand la fièvre se déclare, les actes
vitaux bien plus prononcés, bien plus saillans,
plus apparens, qui constituent cette fièvre, suivent le même ordre, la même règle de tems,
comme nous l'avons exposé d'une manière étendue dans le mémoire précédent.

C'est donc dans les différences essentielles
d'*organisation* qui éloignent l'homme des autres
animaux, et qui, en particulier, distinguent son
système nerveux, c'est spécialement, je suis fortement porté à le croire, dans la contexture et
surtout dans la *sensibilité* de son organe cutané
que réside la faculté de la *périodicité pyrétique* qui
fait l'un de ses apanages les plus remarquables.

NOTES.

(1) On appelle marées barométriques, ces élévations périodiques que le mercure éprouve dans le baromètre deux fois en vingt-quatre heures, deux fois le mois, à chacune des deux époques de la conjonction et de l'opposition du soleil et de la lune, et deux fois dans l'année aux équinoxes. Cette influence soli-lunaire sur l'Océan aerien comme sur l'Océan maritime, sur l'enveloppe aérienne de la terre comme sur les grandes masses d'eau qui couvrent la plus grande partie de la terre, cette influence, dis-je, est bien remarquable, et donne à penser qu'elle pourrait bien ne pas être indifferente relativement aux fluides qui circulent dans les corps organisés, et surtout d'autant moins que les forces de la vie sont moins actives, ont moins d'énergie pour contrebalancer les forces physiques.

(2) Les plantes ont tellement besoin de la lumière solaire pour l'entretien de leur existence, qu'elles se dirigent d'elles-mêmes, par instinct, vers les rayons lumineux du soleil. Et (chose digne de toute notre admiration), son principal effet est d'exciter leur transpiration, et, par ce moyen, de leur faire excréter l'air vital par excellence, l'oxigène, de le leur faire ainsi verser par torrens dans l'atmosphère, pour maintenir l'équilibre entre les parties constituantes de l'air, et par conséquent réparer les pertes perpétuelles que l'atmosphère fait de l'oxigène employé à l'entretien de la vie des animaux. Voilà pourquoi l'air du jour diffère de celui de la nuit par une plus grande proportion de cet air vital.

La lumière solaire paraît aussi agir sur les corps inerts de manière à les faire contribuer, comme les végétaux, à la restauration de l'air; elle enlève, pour le répandre dans l'atmosphère, l'oxigène aux corps oxidés; et, comme on le voit évidemment dans la grande opération chimique de la combustion, elle s'unit au calorique pour l'aider à gazéifier l'oxigène.

(3) Tout ceci n'est point si étranger, qu'on pourrait le croire, à notre sujet. Il suffit, pour s'en convaincre, de se rappeler combien les affections tristes, la crainte, la disposition à la

mélancolie, qui nous assiégent pendant la nuit , sont favorables
à la production des fièvres intermittentes.

(4) Pour ne point détourner notre attention de la direction
que nous devons tâcher de lui conserver, nous oublierons ici toute
espèce de distinction artificielle , admise avec plus ou moins de
raison par les auteurs modernes. N'attache-t-on pas souvent dans
la pratique une trop grande importance à ces divisions scolas-
tiques , dont le principal avantage est de simplifier , de faciliter
les premières études ? N'est-ce pas un peu outrepasser la vérité
que de ne voir dans la vie que *sentiment* et *mouvement*, comme
HALLER. BORDEU, BARTHEZ, BICHAT ? Je sais bien cependant que
des observations pathologiques de ROYER-COLLARD et de M. RAL-
LIER, publiées assez récemment, semblent étayer cette opinion ex-
clusive , et qu'à l'appui de cette même opinion , sont venus aussi
se ranger les beaux travaux anatomiques de l'anglais CH. BELL ,
et de nos compatriotes MM. MAGENDIE et FLOURENS, puisque ces
savans assurent avoir découvert: 1° que les nerfs qui transmet-
tent le mouvement ne sont pas les mêmes que ceux qui servent
de conducteurs aux impressions sensoriales; 2° que les nerfs
propres des sens , tels que l'optique , l'olfactif , l'auditif , ne
possèdent pas la sensibilité spéciale pour la lumière , pour les
odeurs , pour les sons : 3° que le point où se rendent toutes
les sensations est précisément celui d'où émane le *mouvement*
spontané , c'est-à-dire, le départ de toutes les volitions. Rendons
tous les hommages dûs aux savans qui consument leurs veilles
et emploient toutes leurs facultés à éclairer les points encore
obscurs de la science de l'organisme , mais ne nous pressons pas
de faire à la médecine , proprement dite , des applications ha-
sardées des premiers résultats de leurs recherches , quelqu'intéres-
sans qu'ils puissent être ; il est prudent d'en attendre le com-
plément.

Quoiqu'il nous soit démontré que , dans la fièvre intermittente,
le système nerveux est primitivement essentiellement affecté ,
nous n'aurons pas la présomption de chercher à apprécier le
mode de lésion qu'il y éprouve. Puisque toutes les parties qui
jouissent de la vie sont intéressées dans cette affection, nous
pouvons nous en rendre un compte assez satisfaisant en ralliant ,

à l'exemple de CULLEN, tous les actes de la vie à la force nerveuse, en comprenant ainsi sous le nom de système nerveux l'ensemble coordonné, harmonique, des instrumens de distributions
de cette force nerveuse dans tous les organes de l'économie.

La propriété universelle du système nerveux considéré sous ce
point de vie, peut bien alors, sans inconvénient, s'appeler la
sensibilité organique.

(5) Remarquons de nouveau qu'il nous est inutile, ici, de dis-
tinguer si telle série de fonctions dépend du système cérébral et
rachidien, ou si telle autre série est confiée au système des gan-
glions (appareil trisplanchnique, grand sympathique.) Ce serait
réellement nous eloigner du seul but que nous cherchons à atteindre, que de nous occuper, dans cette circonstance, des travaux de nos physiologistes sur le système nerveux; travaux si in-
teressans d'ailleurs sous d'autres points de vue. Ce n'est que dans
une note, et comme pour faire remarquer qu'ils n'ont point de
relation directe avec notre sujet, et qu'ils ne l'éclairent en aucune
manière, qu'il nous est permis d'en énoncer les principaux résultats avec le plus de brièveté possible, et ainsi de rappeler :
1° que *Legallois* a démontré que la volonté réside dans le cerveau ; tandis que la faculté du mouvement est communiquée par
des filets nerveux envoyés par la moelle épinière aux muscles
chargés du mouvement volontaire, 2° que M. FLOURENS a fixé
le point précis d'où émane le principe nerveux qui préside aux
mouvemens volontaires, qu'il a, de plus, exposé comment le
cervelet est le régulateur de certains actes spontanés, comme la
station, le vol, la natation ; 3° que M. MAGENDIE a prouvé que
dans la production des mouvemens volontaires, le plus grand
rôle est confié au cervelet dans lequel d'ailleurs, 4° messieurs
FOVILLE et PINEL-GRANDCHAMP, appuyés sur des observations de
pathologie et des expériences de vivisections, croient aussi devoir
placer le siége de la sensibilité. Notons toutefois que, dans leurs
travaux trop matériels, ces savans n'ont pu saisir les procédés
spéciaux de l'acte de la volonté pas plus que celui de la sensation, lesquels actes s'isolent des phénomènes nerveux qui les pro-
voquent, et semblent s'en détacher, pour s'allier, se confondre
dans le fait *métaphysique* du *moi* individuel.

Mais une vérité à laquelle nous devons attacher une plus grande
importance , et qui résulte aussi des expériences modernes sur
le système nerveux , particulièrement de celles de MM. WEINHOL,
PRÉVOT , DUMAS et MAGENDIE, c'est que : *en santé même, l'excitation volontaire n'est pas la seule qui puisse mettre les muscles en mouvement;* elle peut être suppléée par des irritations mé-
caniques , chimiques , par exemple et d'une manière remarquable par le galvanisme avec lequel on est parvenu à des résultats
tellement étonnans qu'on ne peut s'empêcher d'adopter , si non
l'identité totalement complète du fluide nerveux avec l'électricité,
au moins l'évidence d'une analogie bien singulière entre la force
nerveuse mise en jeu par la volonté , et la force électrique mise
en jeu par une batterie galvanique.

(6) Prenons pour exemple un fait extrèmement fréquent, une
fièvre *synoque* , causée par l'impression morbifique que les rayons
solaires font éprouver à tous les points de la surface extérieure
de la peau , quoique couverte de vêtemens , chez des personnes
qui ne sont pas habituées à s'y exposer ; mais qui jouissent d'ailleurs d'une bonne constitution , et dont la peau surtout n'a
éprouvé aucune alteration antécédente.

Malgré la rapidité avec laquelle se développe cette affection ,
elle n'en a pas moins des signes précurseurs qu'un observateur
exact ne manque pas de remarquer , quelle que courte que soit
leur durée. Un malaise général , une sorte de gonflement , d'éré-
thisme à la peau , la sensation d un prurit incommode ou au
moins désagréable , tout cela n'indique-t-il pas que l'organe de
la transpiration est dans un état quelconque de spasme ou d'irritation qui peut occasioner l'interruption de cette fonction si
essentielle à la vie ? A la première menace d'un tel danger , le
principe conservateur , ou plutôt son premier ministre , le système nerveux (tel que j'ai dit, page 18 §. VIII , que je l'entends) organise à l'instant même une insurrection générale des
forces de la vie pour reparer le mal ou plutòt pour le prévenir.
Les forces vitales se concentrent un moment : une horripilation
générale portée quelquefois jusqu'à l'état de frisson , mais d'une
courte durée , est bientòt suivie des signes d'un mouvement
d'expansion générale , lesquels annoncent une prompte et facile

réaction. La réunion de symptômes qui constituent cette fièvre synoque, indique que tous les organes importans de l'économie prennent part à cette affection primitive de l'organe perspiratoire : ainsi pour les membranes muqueuses, leur secheresse momentanée, la rareté des selles et des urines ; pour l'estomac et ses annexes, l'anoréxie, la suspension des fonctions de la digestion ; pour le cerveau, une cephalalgie obtuse, des vertiges, des éblouissemens ; pour le poumon, une ardeur particulière dans la poitrine, la fréquence et la gêne des mouvemens respiratoires : mais, au-dessus de tout, c'est le cœur qui, dans ce mouvement général, semble jouer le plus grand rôle ; la constriction qu'il éprouve dans les premiers momens est bientôt suivie d'une disposition contraire, le cœur, plein d'un sang riche en matériaux de la vie, bat avec force et fréquence, et communique à tout le système artériel un mouvement analogue ; les bouffées de chaleur qui se font sentir alors dans la poitrine, à la tête et dans le ventre, semblent être causées par l'afflux impétueux de ce sang dont le calorique en excès semble s'échapper par tous les pores des vaisseaux qui le contiennent, ou plutôt par toutes les extrémités des ramuscules où ce fluide est poussé par les fortes et fréquentes contractions du cœur et des gros vaisseaux artériels, et même au moyen de la pénétration facile d'une petite portion de sang dans les vaisseaux blancs du tissu réticulaire des membranes muqueuses et de la peau qui s'en colore légèrement. Tout ce qui se passe alors dans le système vasculaire indique la facilité, la liberté, la perfection avec lesquelles s'exécute cette admirable opération organique qu'on appelle *fièvre*. Ajoutons, pour ce qui regarde la peau en particulier, que tout y est en harmonie, d'où résulte l'uniformité avec laquelle tous les points de la périphérie reçoivent leur part dans la distribution de la chaleur fébrile, quel que soit son degré d'élévation ; que le caractère même de cette chaleur, qui est ici toujours dépourvue d'une âcreté bien désagréable, qui se fait sentir plus ou moins dans les autres affections pyrétiques ; et que la facilité avec laquelle, comme pour terminer le plus heureusement la scène, une sueur douce s'écoule de tous les pores cutanés; que tout cela indique dans quel état d'intégrité se trouvait cet organe au moment où il a été atteint par l'agent morbifique.

★

Une affection absolument analogue à celle-ci se développe fréquemment, chez des sujets dont l'économie est dans une disposition analogue, par l'effet de beaucoup d'autres causes que
celle de l'action directe d'un agent morbifique sur la peau ; ce
qui tient à la connexion intime qui lie cet organe avec les autres
parties. Ainsi, que ce soit des causes externes ou internes, directes ou indirectes, qui déterminent le mouvement pyrétique, il
n'en a pas moins les mêmes caractères, il n'embrasse pas moins
tous les points de l'organisme, il n'en produit pas moins les
mêmes résultats.

(7) Ainsi, dans le voisinage des marais ou de différens autres
réservoirs d'eau stagnante, les effluves ou émanations aqueuses
dégagées sous l'état aériforme par l'effet de la chaleur solaire,
restant suspendues pendant les 4/5 de la journée à une certaine
hauteur quand le tems est calme et serein, se condensant au
déclin du jour par le refroidissement de l'atmosphère, retombent
alors sur le sol par la pesanteur spécifique qu'elles reprennent, et
(si, par ignorance, imprudence, ou nécessité, nous restons là)
nous enveloppant de toutes parts sans que, la plupart du tems nous
nous apercevions de leur présence, ces effluves, dis-je, sont
alors dans un rapport immédiat avec les extrémités des innombrables vaisseaux absorbans qui aboutissent ou plutôt qui naissent aux surfaces extérieures cutanées ou muqueuses. L'impression de ces corps etrangers sur les extrémités absorbantes ne peut
qu'être vivement ressentie, et propagée au loin en raison de
l'infinité de ramuscules nerveuses qui enlacent et accompagnent
les vaisseaux dans leurs plus extrêmes divisions ; cette impression retentit au même instant au foyer central du système nerveux qui donne alors à toute l'économie, le signal de la réaction.

On n'attend sans doute pas de nous que nous nous occupions
d'apprécier au juste quel est le mode suivant lequel le système
nerveux est ici affecté. C'est une de ces causes premières que nous
ne perdrons pas notre tems à rechercher. Observons les phénomènes apparens avec toute l'attention dont nous sommes susceptibles, remontons le plus près possible de leur source, tant que le
flambeau de l'observation nous éclaire ; mais arrêtons-nous
dès qu'il nous refuse sa lumière.

Ce qu'il importe de constater ici, c'est que le mobile de la to-
talité de cette opération organique qu'on appelle fièvre, ou, si l'on
veut, le principe de tous les mouvemens dont l'ensemble constitue la fièvre, réside dans les foyers centraux du système nerveux
et s'étend à toutes ses divisions ; c'est que cette affection générale et primitive du système nerveux détermine, dans les autres
systèmes de l'organisme, une réaction immédiate d'autant plus
vive et étendue, de la part de chacun d'eux, que leurs fonctions
sont plus importantes et que leurs connexions avec le système nerveux sont plus intimes. C'est ainsi que le système sanguin et le
lymphatique dont les vaisseaux, toujours entrelacés par des filets
nerveux, arrivés à leurs derniers degrés de finesse et de division,
se mêlent et se confondent si bien ensemble qu'ils se perdent les
uns dans les autres, et qu'ils ne font évidemment plus qu'un
seul et même corps dans la profondeur des organes, c'est ainsi,
dis-je, que les systèmes vasculaires, à un tel appel, mettent en
jeu et dans une harmonie merveilleuse leurs innombrables instrumens, et font subir aux matériaux sur lesquels ils agissent, les
modifications les plus propres à rétablir promptement, complètement, et le plus innocemment possible, l'équilibre que la présence et l'action des agens morbifiques ont rompu. On conçoit ainsi
comment les fluides vitaux et la chaleur animale sont plus ou
moins impétueusement reportés aux parties d'où ils s'etaient re-
tirés à l'invasion de la fièvre, en se rappelant l'axiome de physique que *la réaction est toujours en rapport avec l'action*, on
conçoit pourquoi l'exaltation de cette chaleur et l'afflux des
fluides à la périphérie sont d'autant plus marqués que la retraite
avait été plus violente et ressentie plus profondément, que le
malaise, et les anxiétés avaient été plus intolerables, que le
danger avait été plus grand, que *l'instinct* avait été plus vivement excité, que par conséquent cette faculté essentielle du
système nerveux qu'il faut appeler *sensibilité organique* a été
plus développée. C'est ici le lieu de rappeler que les anciens
avaient si bien observé ce caractère remarquable de l'exaltation
de la chaleur animale, qu'ils s'y étaient fixés pour désigner toute
la classe de ces affections dans lesquelles il leur semblait domi-
ner tous les autres, par le nom de Πυρετός de Πυρέσσω je brûle,

d'où on a fait le nom de *Pyrexie* que maintenant on donne généralement à la fièvre. Cet essor excentrique des forces de la vie,
ayant pour fin unique le rétablissement des fonctions suspendues
ou gênées, se modère et bientôt cesse complètement dès que ce
but salutaire est rempli : la série particulière, ou plutôt l'ensemble des phénomènes pathologiques soumis à l'ordre morbide qui
vient de régir l'économie pendant la suspension de l'ordre normal, disparaît ; l'économie revient alors dans un calme parfait,
à moins que cette invasion fébrile ne la trouve déjà affectée d'une
autre manière dans quelqu'une de ces parties. Car si, au moment où la fièvre se développe, il existe, dans la constitution
de l'individu, une prédominance particulière de l'organe sécré-
teur de la bile, si les fonctions digestives sont lésées par la présence de saburres bilieuses, s'il y avait antécédemment nausées,
vomissement, dévoiement, etc., la fièvre sera compliquée par la
diathèse bilieuse qui a précédé son évasion, par l'embarras gas-
trique ou intestinal. La puissance médicatrice de la nature qui
suffit pour juger l'affection primitive de la peau, qui détermine
la fièvre, ou les moyens de l'art subsidiaires qu'on juge à-propos
d'employer contre cette fièvre, ne suffisent pas pour élaborer,
expulser les agens spéciaux dont le produit est l'affection gastri-
que ou entérique qui réclame d'autres moyens. Il en est de
même, si la fièvre atteint un individu qui déjà est sous l'empire
de la diathèse muqueuse, un individu dont le tempérament
lymphatique en excès prive ses organes de toute espèce d'énergie
et d'activité, chez qui l'abus d'alimens exclusivement végétaux,
farineux acescens, ou bien l'action directe d'un froid humide
sur les intestins et autres organes, ont produit à la longue l'altération dans la sécrétion et dans la nature des matières muqueuses, leur rétention, ou au moins leur difficile expulsion. La
prédominance excessive du système nerveux, l'altération de ses
principales divisions, l'affection de l'organe cérébral peuvent
aussi accompagner la fièvre, rendre sa marche moins régulière,
et même la compliquer de symptômes d'une haute gravité. Mais
hâtons-nous de rappeler que nous ne considérons ici la fièvre que
dans un état de simplicité, et par conséquent de régularité et de
bénignité.

(8) Dans notre état de civilisation avancée , et par l'effet des abus que nous en faisons , les passions nous fournissent presque continuellement des stimulus artificiels qui entretiennent mal-à-propos la veille , et qui font du cerveau un point de concentration vicieuse aux depens des autres organes ; elles nous creent une foule de besoins factices dont la satisfaction exigée impérieusement , contrarie la satisfaction des besoins naturels. C'est ainsi que le desir outre des honneurs , de la célebrité , des richesses (auri sacra fames) , nous habitue à passer une grande partie des nuits à des occupations presque toujours intellectuelles. C'est ainsi qu'un excès en sens contraire , le dernier degre de la misère, oblige un père de famille à travailler la nuit pour subvenir aux besoins de ses enfans. C'est ainsi que chez quelques autres humains , on voit les sentimens les plus eleves , un entier dévouement pour le prochain , leur faire passer les nuits , les forcer de sacrifier ainsi leur santé , pour le seul avantage et dans la seule vue d'être utiles à leurs semblables.

(9) Ainsi , que , par quelque convenance sociale , nous ayons été pendant un tems , forcés d'uriner ou d'aller à la selle , à une certaine heure , dans certains endroits , la force vitale de la vessie ou des intestins se mettra en jeu spontanement à la même époque et dans le même lieu , nous fera sentir le besoin et nous poussera à le satisfaire.

(10) De ces habitudes portées à l'excès , il résulte souvent des concentrations tellement vicieuses qu'elles finissent par devenir de véritables états morbides. C'est ainsi que l'habitude de la bonne chère , de la gloutonnerie , de l'ivrognerie , et celle du libertinage peuvent être entretenues au point d'attirer constamment , sur les organes gastriques ou génitaux, tant d'excitation ou plutot d'irritation qu'ils prennent un très-gros volume et tombent dans une espèce de phlegmasie chronique , et que les organes de la locomotion et de l'intelligence , ne recevant plus assez d'excitation , s'affaiblissent, languissent et nous laissent dans une espèce de nullité. Chez les joueurs , au contraire, de même que chez les gens opiniâtrément et exclusivement occupés de quelque sujet d'arts ou de sciences, c'est le cerveau qui est le centre d'action, tandis que les autres organes languissent.

(11) Consultez d'ailleurs sur ce sujet l'excellent ouvrage de M. le docteur ALARD , sur le siége et la nature des maladies. Paris , 1821.

(12) Nous donnons ici au mot *instinct* la valeur qu'il tient de ses dérivés ἐν dans et Στιξεῖν piquer.

(13) Ne pourrait-on pas établir une certaine comparaison entre la revolution complète d'une fièvre intermittente simple et le cours d'un astre ? Ne se compose-t-elle pas d'une série de périodes croissantes et décroissantes également distantes l'une de l'autre ?

Chaque accès de fièvre intermittente n'a-t-il pas quelqu'analogie avec le flux de la mer ? Le summum , le point culminant du cours entier d'une fièvre intermittente ne semble-t-il pas répondre aux hautes marées des pleines lunes ?

Ces rapprochemens divers ne laisseraient-ils pas déjà seuls à penser que la cause primitive vient de la même source ?

(14) En général, dans les fièvres tierces , surtout pendant la nuit qui précède l'accès , le sommeil n'est pas tranquille , il y a de fréquens réveils accompagnés d'une espèce d'inquiétude et de pesanteur générales.

(15) Si on réfléchit sur tous les phénomènes de la fièvre tierce, dans laquelle on doit reconnaître le genie ou le type universel de toutes les autres , on sent bien que le système sanguin, quoique secondairement affecté , doit être le principal siége , ou plutôt le principal moyen de la réaction febrile : et, sous ce mot *système sanguin* , je n'entends pas seulement les solides , mais aussi les fluides , je parle du contenu comme du contenant. En effet, le sang, qui va distribuer à toutes les parties de l'économie animale leur matière constituante à mesure qu'elles usent les portions de celle dont elles sont composées chacune ; le sang, dis-je, reçoit probablement quelques parties des émanations délétères provenant des effluves febrifiques que le système absorbant, dans son état vicié , laisse introduire sans avoir fait subir l'élaboration préliminaire dont il est spécialement chargé , et au moyen de laquelle il doit les assimiler , les animaliser, leur donner enfin ce cachet de vitalité sans lequel toute substance introduite est un corps étranger. La présence de ces élémens hétérogènes dans un fluide aussi éminemment vital que le sang ,

aidée par la température élevée de l'atmosphère qui est une des
conditions de la naissance de la fièvre tierce , doit exciter , dans
cette humeur , une agitation insolite qui le fait réagir contre les
parois membraneuses de ses canaux , lesquels reçoivent dans le
même tems , du système nerveux , des modifications dépendantes
de l'irritation que produisent, dans le système cutané , les miasmes fébrifiques qui y pénètrent.

Ces causes combinées ne peuvent manquer de communiquer
au sang et à ses vaisseaux, surtout au système artériel , cette
série de mouvemens particuliers dont le pouls nous donne la
connaissance et qui jouent un rôle essentiel dans l'action organique générale qui se passe alors.

Il est aussi très-probable que le sang subit , et par l'effet de
la présence d'émanations morbifiques et par l'effet direct de la
chaleur solaire , subit , dis-je , une altération de chimie-organi-
que , telle que la partie séreuse du sang prend une couleur jaune
bien plus foncée , qui , par le moyen de l'absorption capillaire ,
communique à toute la surface extérieure du corps une teinte
jaunâtre, trop légèrement attribuée à de prétendus épanche-
mens et infiltration de bile.

Toutefois , je suis bien loin de nier que la fièvre tierce ne
puisse présenter aussi des caractères d'une véritable affection
bilieuse. Je sais très-bien au contraire , que cette complication
est très-fréquente, soit que cela soit dû à une disposition particulière antécédente , soit que cela tienne à ce qu'une très-
grande élévation de la température , en cela vicieuse , porte directement sur le foie une irritation morbifique chez des individus
qu'un long séjour, dans des lieux marécageux , a disposés à la
fièvre intermittente. C'est surtout , lorsque la chaleur est assez
forte et durable pour dessécher les réservoirs d'eau stagnante, que
la diathèse bilieuse se développe et vient se joindre aux causes
disposantes de la fièvre tierce.

(16) L'intervalle de repos bien marqué qui sépare chaque accès,
rend souvent différens cas de fièvres pernicieuses bien insidieux
pour les médecins qui n'ont pas l'habitude de voir ce genre de
maladies , ou qui ne se tiennent pas assez sur leurs gardes. D'un
autre côté , la violence du premier accès , ou l'apparence de

haute gravité que la maladie manifeste dès l'origine ; ou plutôt
sa ressemblance avec des maladies aiguës et continues ordinairement, les plus dangereuses, fait quelquefois perdre de vue le
caractère de périodicité, caractère si important cependant à
noter, puisqu'au bout d'un petit nombre d'heures, il donne assez
de repos et de tems pour permettre de combattre avec efficacité
le principe pernicieux qui doit bientôt ramener un paroxisme
mortel. Celles de ces fièvres pernicieuses qu'on a à observer le plus
souvent dans nos contrées, offrent l'état pleurétique, et pleuro-
pneumonique au printems, et l'état soporeux ou carotique à l'automne, quand le soleil brille sans nuage depuis une longue suite
de jours. Les symptômes redoutables augmentent d'intensité jusqu'au 3me ou 4me, qui amène infailliblement la mort. Si toutes
ces maladies étaient suivies et observées par des médecins instruits et prévoyans, le signe pathognomonique devrait faire reconnaître le danger dès le retour du second accès. Mais trop
souvent, loin qu'il en soit ainsi, on se voit enlever, par une mort
inattendue, les personnes les plus chères au milieu d'une bien
funeste sécurité. Ce qui rend la fièvre intermittente soporeuse si
perfide, ce n'est pas seulement ses franches intermissions, mais
surtout la nature même du symptôme grave, l'état soporeux lui-
même qu'on prend pour un véritable sommeil, principalement
quand l'accès a lieu pendant la nuit. C'est dans le sexe féminin,
dans l'enfance et dans l'âge senile, que cette maladie fait
le plus de victimes.

(17) C'est de ces perturbations de la fièvre tierce que naît cette
espèce de fièvre que CELSE appelait *hémitritée*, qui semble être
la complication d'une quotidienne et d'une tierce, et qui de tout
tems a été si commune chez les jeunes gens vivant dans l'oisiveté
et adonnés à la bonne chère dans les villes, exposés aux effluves fébrifiques, particulièrement à *Rome*, où CELSE a eu, dans son
siècle, tant d'occasions de l'observer.

(18) On conçoit pourquoi ces affections compliquées sont fréquentes et ont une influence désastreuse sur la population, dans de
grandes étendues de pays marécageux, où l'agriculture et l'indus-
trie sont dans l'enfance, où les malheureux habitans languissent
abandonnés à leur misère, soutenus à-peine dans leur courte exis-

tence par une nourriture grossière et de difficile digestion, et
ne goûtant de liqueurs fermentées que dans les rares momens de'
débauches, où ils en font un excès nuisible. C'est ce qui arrive cependant dans diverses contrées de notre belle France, particulièrement dans la *Sologne*, dans la *Bresse*, dans la *Brenne*.

Ces affections sont susceptibles de devenir encore plus funestes et de prendre un caractère épidémique lorsqu'aux intempéries
de lieux et de saisons, il vient se joindre une réunion de circonstances fâcheuses au physique et au moral, comme cela a lieu
dans les prisons, dans les villes assiegees, dans les pays ravagés
par l'ennemi.

(19) A bord des vaisseaux dans les campagnes de long cours,
comme dans les places en état de siége et dans les prisons de
guerre, tout se trouve disposé à en faire des maladies épidémi-
ques et désastreuses.

(20) A moins que les signes certains d'une affection organique
incurable ne soient bien manifestes.

(21) Nous avons exposé ailleurs comment les influences de
l'humidité marécageuse étaient efficacement neutralisées par là
fièvre quand elle arrivait promptement, et comment au contraire
les fâcheux effets de cette humidité faisaient des progrès, quand
cette fièvre tardait à se developper.

(22) GENDRIN. Recherches sur la nature des fièvres. T. I.

(23) La démonstration evidente que le périodisme febrile est
un mode temporaire, que les forces vitales suivent dans la grande
fonction de *conservation* exercée par l'universalité du système
nerveux, doit faire crouler les explications plus ou moins spé-
cieuses ou ingénieuses qui ont été données de la périodicité, et
particulièrement celle de CASIMIR MEDICUS qui, dans son histoire des maladies périodiques, cherche à prouver que c'est dans
l'estomac, les intestins et les mauvais sucs qui y sont très-souvent
retenus, qu'on trouve les causes principales de ces affections. Ce
médecin allemand voulait qu'on ne cherchât la cause primor-
diale des retours des maladies périodiques et des intervalles
libres qu'elles laissent, que dans la structure de l'éstomac ou des
intestins, et dans l'usage réitéré des alimens solides et fluides
que l'on prend. Selon lui, ces alimens qui contiennent des parties

terreuses et pénétrantes , laissent aussi dans les premières voies des reliquats que la nature ne peut pas toujours réduire ni assimiler au véritable caractère de fluide nutritif, dé chyle d'une nature bénigne et restaurante. Au bout de certaine période , la nature trop surchargée ou trop irritée de la présence de ces matières , fait un effort, plus ou moins préjudiciable au reste de l'écouomie animale , pour se dégager de ce qui moleste les premières voies. Le mouvement sympathique se communique plus loin , selon la correspondance des parties , en raison de la quantité ou de l'activité des matières offensantes, et de la force vitale des parties correspondantes.

C'est ainsi , suivant CASIMIR, que tels alimens fluides ou solides répandent secondairement le trouble dans l'économie animale et forment le type des maladies périodiques.

(24) Les fièvres intermittentes ne sont point sans exemple dans les animaux, surtout dans ceux qui, comme le cheval, ont la peau fine et sensible , mais elles sont en général assez rares pour que les faits qui se présentent quelquefois, puissent être considérés comme cas d'exception à la règle. Que le médecin qui exerce son art dans les contrées marécageuses se donne la peine d'observer les épizooties comparativement avec les maladies de l'espèce humaine ; il verra que la violence et surtout la non-interruption du desordre tuent les animaux avant qu'on ait le tems de leur administrer aucun secours. La nature , qui n'avait point destiné nos animaux domestiques au genre de vie souvent contraire à leur santé que nous leur imposons , la nature, dis-je , ne leur a point, ou presque point dévolu cette disposition , qui , dans leurs maladies aigues, amène un intervalle de calme pendant lequel il puisse s'établir un ordre de mouvement réellement conservateur. Voilà pourquoi ces épizooties sont si désastreuses Ces malheureuses bêtes sont les victimes de notre civilisation , et elles n'en retirent aucun avantage. Elles ne trouvent point, dans leur organisation, de compensations aux maux que nous leur faisons éprouver : elles n'ont point le périodisme en partage. Au milieu des épizooties dont j'ai été temoin, toujours le résultat de mes méditations sur ce sujet a été un sentiment de profonde reconnaissance envers la Providence qui a bien voulu instituer , dans

l'économie animale des êtres de notre espèce , le périodisme fébrile , pour diviser la somme des maux auxquels nous nous ex-
posons dans les lieux marécageux, pour en alterner réguliè-re-
ment les fractions , et marquer les époques précises ou notre organisme est capable de résister au mal et de le combattre. La
Providence me semble nous avoir fait ce don précieux comme
pour servir de contrepoids aux occasions sans cesse renaissantes
que notre condition sociale nous offre pour nous entraîner à
toutes sortes d'actions qui modifient étrangement nos corps,
pour nous accoutumer à des manières de vivre , dans lesquelles
les intérêts sociaux nous détournent et nous éloignent sans cesse
des rapports naturels que nous devrions toujours tendre à conserver entre nos organes et les objets environnans , et nous poussent
ainsi continuellement à déconcerter le jeu habituel de notre organisation , à détériorer nos constitutions originelles, et enfin à
transgresser et à outrager les lois de la nature malgré les sages
avertissemens qu'elle ne cesse de nous donner.

N'omettons pas toutefois une remarque bien importante à faire
dans la comparaison des fièvres intermittentes de l'espèce humaine, avec les maladies que les bestiaux contractent dans les
contrées marécageuses : c'est que , surtout dans nos climats modérés , les maladies des bestiaux , loin de se présenter chaque
année exigent pour leur développement un concours de circonstances qui n'arrive que dans certaines années; c'est que dans
ces cas presque tous les animaux sont atteints à-la-fois , c'est-à-
dire , que ces maladies sont épizootiques ; tandis que la fièvre
intermittente règne tous les ans dans ces mêmes lieux , et ne
manque pas d'y frapper , au retour des mêmes saisons , un plus
ou moins grand nombre d'individus de l'espèce humaine.

FIN.

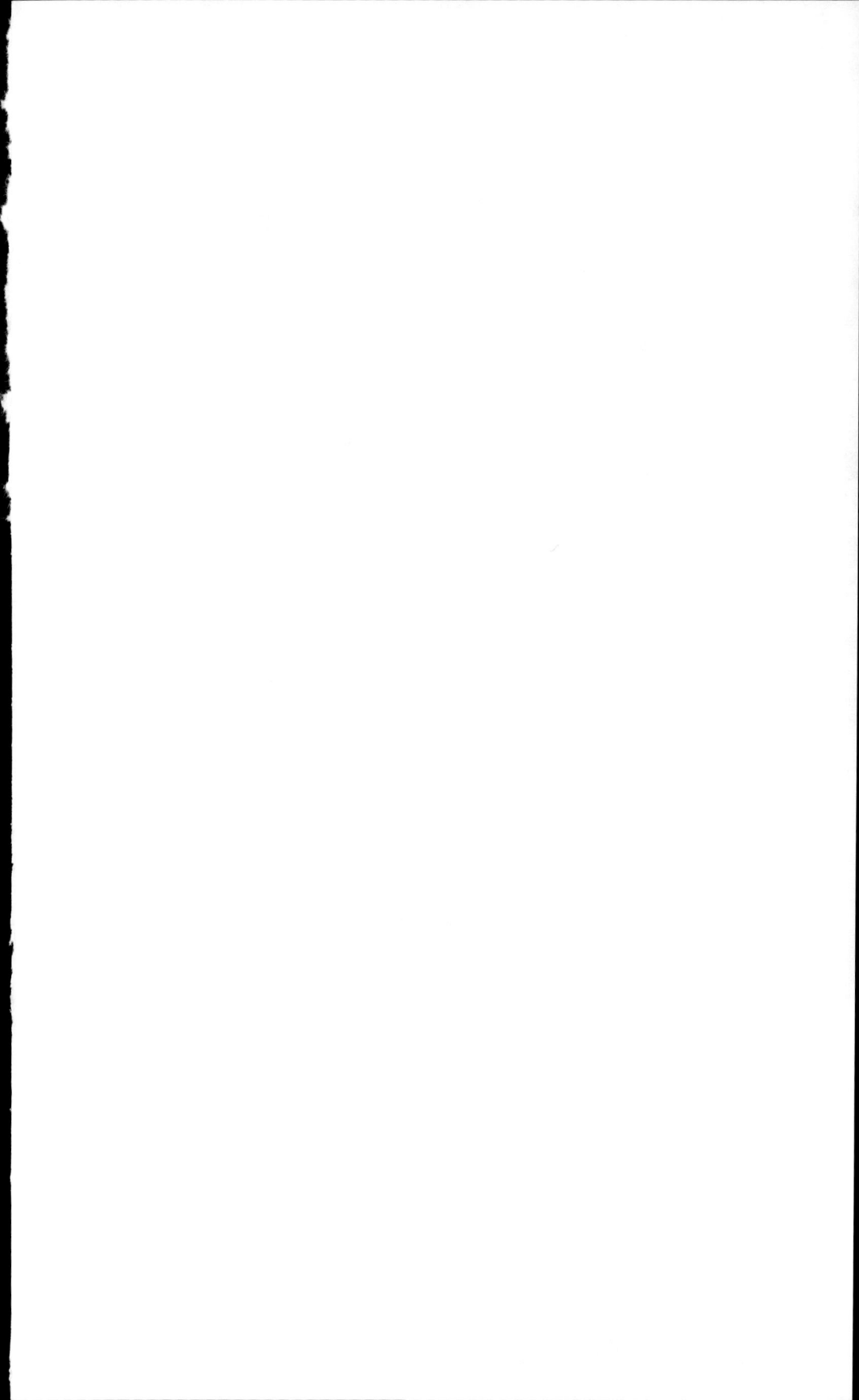

www.ingramcontent.com/pod-product-compliance
Lightning Source LLC
Chambersburg PA
CBHW071153200326
41519CB00018B/5208